La curación por el limón

La curación por el limón

Horatio Derricks

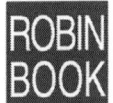

© 2017, Horatio Derricks

© 2017, Redbook Ediciones, s. l., Barcelona

Diseño de cubierta e interior: Regina Richling

ISBN: 978-84-9917-430-3

Depósito legal: B-669-2017

Impreso por Sagrafic, Plaza Urquinaona 14, 7º-3ª

08010 Barcelona

Impreso en España - *Printed in Spain*

«Cualquier forma de reproducción, distribución, comunicación pública o transformación de esta obra solo puede ser realizada con la autorización de sus titulares, salvo excepción prevista por la ley. Diríjase a CEDRO (Centro Español de Derechos Reprográficos, www.cedro.org) si necesita fotocopiar o escanear algún fragmento de esta obra.»

Índice

1. Los primeros indicios de esta planta medicinal 9

2. Recomendaciones a la hora de comprar limones 15

3. Del limón también se aprovecha todo 23

4. El limón y la prevención de enfermedades 47

5. Remedios para cada enfermedad 57

6. El limón y la cosmética natural 109

7. El limón en la cocina 121

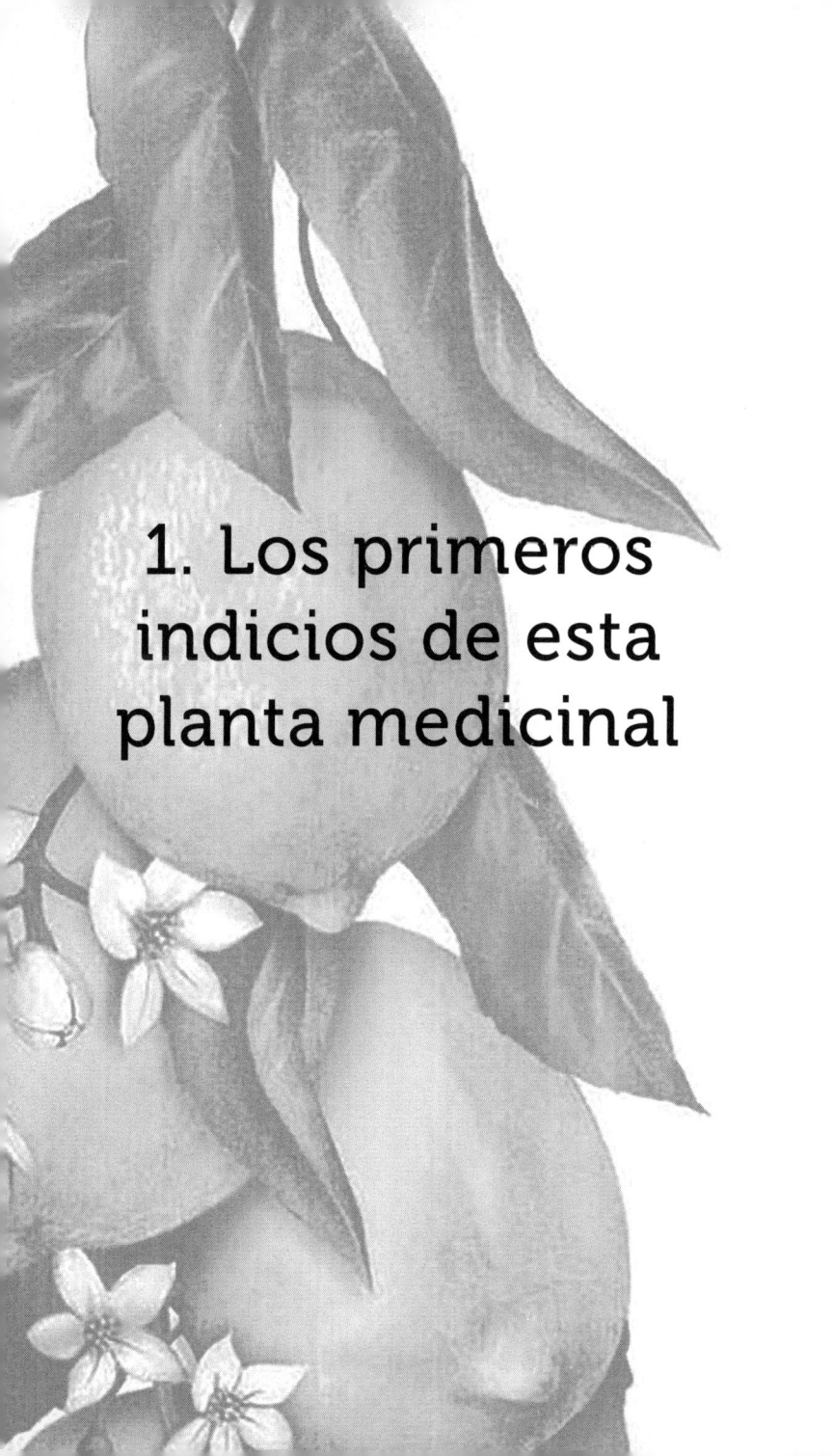

1. Los primeros indicios de esta planta medicinal

En la historia de la humanidad el limón ha sido sin duda uno de los más frutos más utilizados. Su historia se remonta a algo más de 4.000 años de antigüedad. Paleobotánicos encontraron los primeros indicios de su existencia en el sudeste asiático y en el nordeste de India, cerca del Himalaya, pero también se sabe de la presencia de limoneros en los valles del Tigris y del Éufrates. Los arqueólogos descubrieron restos de zumo de limón en las paredes pintadas del Valle de los Reyes, lo que quiere decir que el limón y su jugo se usaban en el embalsamamiento de las momias.

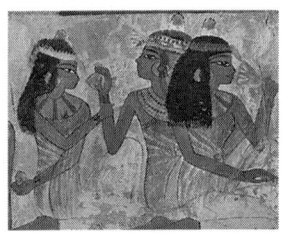

El limón era para los antiguos egipcios una medicina apta como afrodisíaco que también servía para curar los cólicos y la fiebre. En aquellos tiempos, y aún hoy en ciertos puntos del este de Turquía así como del Medio y Cercano Oriente, se cree que consumir limones y su propio jugo es una eficaz protección contra muchos venenos. Algo que modernas investigaciones han revelado como cierto.

> ➡ Los limones como ofrenda de sacrificio: el limón gozaba de gran aprecio en el antiguo Egipto; por eso a menudo se encuentran, junto con higos y dátiles, al lado de las tumbas.

Alejandro y las manzanas persas

Se supone que los antiguos griegos conocieron los limones a través de Aleiandro Magno, rey de Macedonia, quien los traía de sus grandes conquistas en territorio persa, ya que los llamaban manzanas persas.

Plantaron limoneros en sus olivares porque creían que así se contenían las plagas. Usaban el zumo del fruto maduro como conservante de alimentos, como desinfectante y como limpiador del agua de fregar -tanto los platos como el suelo- y además lo usaban como tratamiento para diferentes dolencias cotidianas y enfermedades.

Los romanos y la cocina refinada

El limón pasó de los griegos a los romanos, que en un principio lo usaban poco más que para alejar las polillas de sus prendas de lana. Fueron los esclavos persas quienes les enseñaron a utilizarlo para refinar platos culinarios y preparar bebidas refrescantes.

Los romanos se hicieron eco de ello y lo promocionaron como ingrediente principal en su cocina de campaña, extendiendo así su uso por los territorios que conquistaron: España, Francia, norte de Italia e incluso por el norte de África.

¿El fruto del mal?

A aquella época en que el limón se apreciaba como medicina para curar enfermedades y para refinar platos de cocina, le siguió un período corto de la baja Edad Media en el que fue proscrito como el fruto del mal e incluso se le llegaron a atribuir efectos nocivos y hasta venenosos. Este pensamiento erróneo no duró mucho tiempo y al poco, gracias a los marineros españoles y portugueses, se expandió su uso por todo el orbe. Cristóbal Colón plantó en 1493 los primeros limoneros en Haití, desde donde se extendieron con rapidez por todas las islas del Caribe. En 1579 se descubrieron los primeros limoneros del Nuevo Mundo en Santa Agustina (Florida). Su proceso de expansión era imparable hasta que en el año 1894 una helada intensa los aniquiló a todos. Unos veinte años antes ya se habían introducido en California nuevas especies de este árbol que colonizaron todo el oeste de los Estados Unidos.

> ➡ En el barroco, tanto el limonero como el naranjo fueron los árboles de moda que decoraban los jardines simétricos de los reyes y emperadores. Edificios preciosos como la Orangerie en París fueron construidos como invernaderos para su conservación durante los meses más fríos.

Hoy en día es impensable hablar de cocina, de cosmética y sobre todo de medicina natural prescindiendo del limón. En este libro hemos agrupado para usted diferentes sugerencias y consejos acerca de las posibilidades de estos frutos ácidos: platos suculentos, bebidas refrescantes, cremas conservantes y baños olorosos, tés calmantes y zumos vitamínicos. Además, usted sabrá todo lo que se le puede pedir a este fruto pequeño y cómo actúan sus sustancias en el organismo humano. ¡Utilice la fuerza natural que tiene el limón!

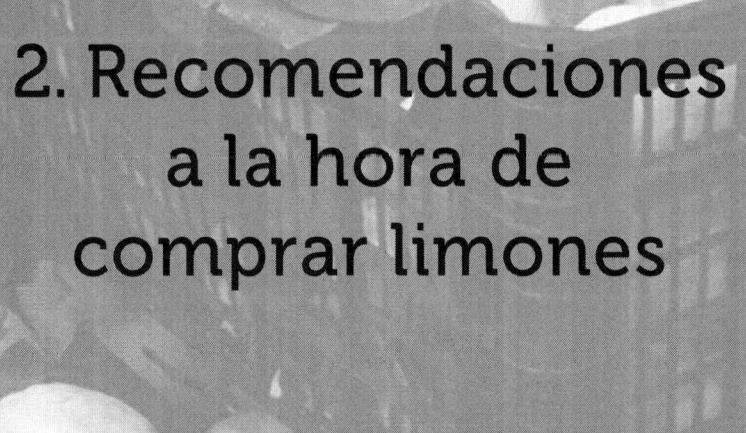

2. Recomendaciones a la hora de comprar limones

Las mayores extensiones de limoneros en el mundo se encuentran en el este de Estados Unidos, España, Italia y Grecia. En su conjunto producen más de 3,5 millones de toneladas de limón al año, más de la mitad de la cosecha mundial. Hoy se pueden encontrar limones todo el año. Con tal de poder aprovechar al máximo las propiedades de este producto debe usted tener en cuenta las siguientes recomendaciones de compra.

Reconocer un buen limón

Los limones maduros se reconocen porque su piel es de un color amarillo claro y brillante y no son duros como una piedra. Si muestra manchas de color verde y tiene un color mate es que el limón no está del todo maduro.

Un limón está demasiado maduro cuando se vuelve muy blando y su piel adquiere un color amarillo pardo, tiene callosidades, se apergamina, se arruga e incluso tiene desgarros. La experiencia dice: cuanto más pálido sea el amarillo de su piel, más ácidos son los frutos. Si alguien prefiere un limón algo más dulce deberá elegir limones con un vivo color amarillo.

El frecuente bombardeo de los limoneros con productos químicos para protegerlos de las plagas hace aconsejable la compra de limones sin tratar. Lo mejor es comprarlos en tiendas biológicas. Para mayor seguridad se los puede lavar con un chorrito de lavavajillas y agua tibia antes de aclararlos.

> ➥ No es cierto que el tamaño del limón sea decisivo para obtener más zumo. Los limones pequeños de piel fina son más ricos que aquellos con piel gruesa y relativamente poca pulpa.

Conservar los limones

Los limones pueden permanecer a temperatura ambiente entre ocho y diez días sin merma alguna. Si se quieren almacenar más tiempo, es preciso ponerlos en la nevera. De todas maneras nunca deberán ponerse muy amontonados, sino en sitios donde les dé el aire por todos los lados, por ejemplo, en un pequeño cesto. En este caso, los limones podrán durar sin problemas hasta un mes.

Los limones se pueden también congelar hasta un año; para ello se pone el zumo en cubiteras de donde dispondremos de las cantidades deseadas. Una vez descongelado, el jugo tiene un gusto como de zumo recién exprimido. Pueden pelarse trozos de limón y hacer porciones, envolverlas al vacío y ponerlas en el congelador. La pulpa ya no será tan olorosa o por lo menos no tan apta, ya que una vez descongelada se vuelve algo esponjosa y su uso en la cocina se restringe. Congelaremos limones enteros e incluso sin pelar siempre que después los destinemos a hacer zumo. Una vez descongelados, estos se vuelven blandos y se exprimen muy fácilmente.

> 🞂 Quien a menudo utilice el limón para refinar sus platos de cocina, y desee tener provisiones, puede conservarlos durante más de un año en el congelador.

Exprimir el limón

Para extraer el zumo de un limón es preciso que esté caliente o a temperatura ambiente. Su jugo se concentra en un tejido formado por unas pequeñas cámaras parecidas a saquitos. Solo poniendo el limón sobre el exprimidor veremos salir automáticamente su jugo.

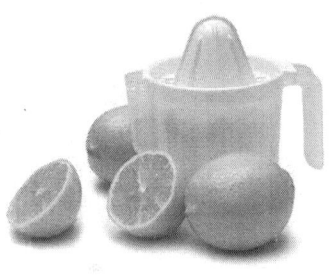

Ponga los limones sobre una superficie dura y hágalos rodar de un extremo a otro presionándolos fuertemente. Al frotar y restregar con un exprimidor corriente se abren las paredes de los saquitos. Se conseguirá más zumo si antes de exprimirlos se ponen los limones en agua a una temperatura de 40-50 °C. De esta manera de un limón grande se pueden llegar a conseguir dos o tres cucharadas soperas de zumo.

Cómo usar la piel

Una vez comprados los limones en una tienda de productos biológicos, podrá utilizar su piel para cocinar deliciosos platos (véanse las recetas expuestas en páginas posteriores). Para prepararlos, deberá pelar el limón, aún sin congelar, con un cuchillo de pelar verduras. Tenga cuidado de no cortar demasiado profundo y de no llevarse parte de la segunda piel blanca de gusto muy amargo que puede arruinar el sabor de sus platos. La piel debe estar cortada en tiras que deberemos poner a secar sobre una hoja de papel parafinado durante dos o tres días. Después se introducen en una bolsa de lino o algodón que colgaremos en un lugar aireado y seco. Las pieles se secan más deprisa en un horno, para lo que se ponen al revés y se calientan a baja temperatura de cuatro a seis horas y con la puerta entreabierta. Antes de proceder a su uso como piel fresca se las empapa en agua. No importa que las pieles se hayan rallado; el proceso es muy similar: el polvo se seca de la misma manera y se conserva en botes.

> ➠ Una vez se ha rallado la piel, los limones deberán consumirse cuanto antes. Sin la protección de su piel acogen de inmediato mohos que los malogran, y entonces se tendrán que tirar.

Con cierto gusto a limón

La citronela o hierbalimón (*Cymbopogon cifratus*), procede del sudeste asiático y pertenece a la familia de las plantas del regaliz, que al mascarse tienen cierto gusto a limón. En ella se encuentran aceites esenciales curativos que tomados en infusión actúan contra las dolencias estomacales e intestinales acompañadas de fiebre, diarrea, falta de apetito e intranquilidad nerviosa. Una vez untados estos aceites, alivian dolencias como el lumbago, enfermedades reumáticas, esguinces y luxaciones. Su poder curativo puede combinarse perfectamente con el del limón.

La melisa (*Melissa officinalis*) es una planta que de hecho no proviene del limonero. En ella se concentra el aceite esencial de melisa. El té de esa planta es un eficaz tranquilizante que se usa para combatir el insomnio. Combinado con las sustancias laxantes del limón, tiene capacidad para curar enfermedades febriles, resfriados, gripe, dolor de cabeza o inflamaciones de las vías respiratorias.

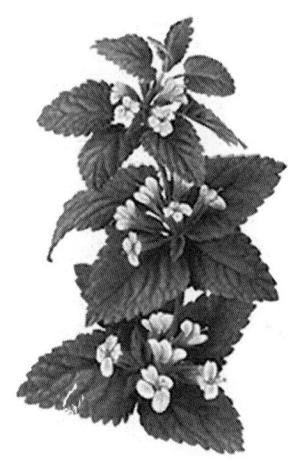

El pelargonio (una variedad de geranio) es una planta olorosa perteneciente a la familia de los geranios de balcón. Tiene pequeñas floraciones de un color rosa pálido y afluye sobre sus hojas un olor muy intenso. Se usa para aromatizar pasteles y dulces, para popurrí y ambientes aromáticos, así como planta ornamental de interior que neutraliza el humo espeso de los cigarrillos. Entre los muchos «pelargonios» de hoja olorosa, destacan por su fuerte aroma a limón el Pelargonium citronella y el pelargonio «Queen of lemon».

3. Del limón también se aprovecha todo

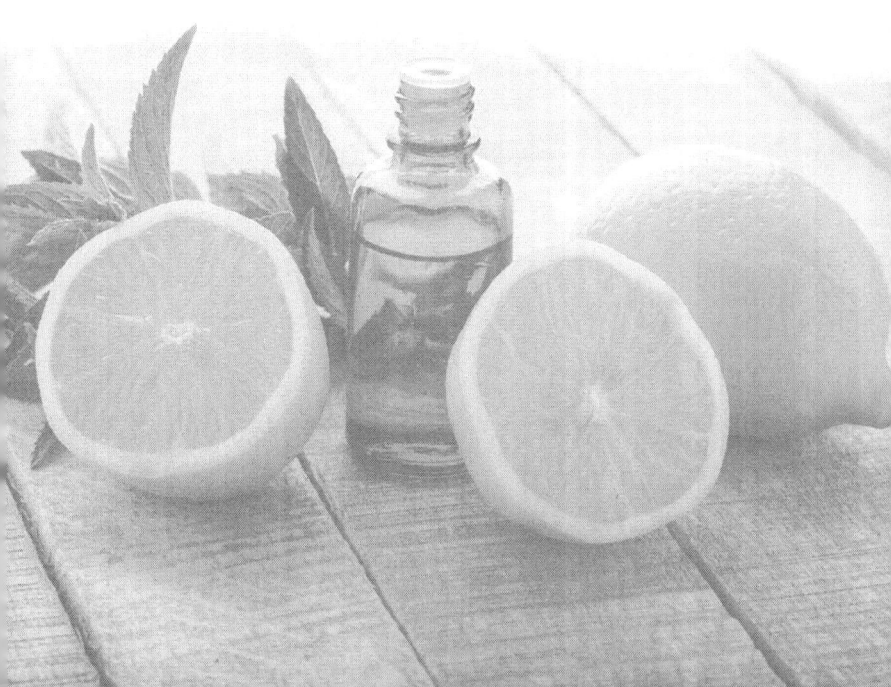

Desde tiempo inmemorial la medicina popular ha usado el limón como medicina contra múltiples enfermedades -y aprovechaba para ello su pulpa, el zumo, la piel y su aceite esencial.

Sustancias nutritivas en la pulpa y el zumo

La pulpa y, aunque en menor cantidad, el zumo de un limón contienen muchas sustancias nutritivas que son imprescindibles para cualquier ser vivo. Más del noventa por ciento del fruto es vitamina C que se encuentra en el zumo; el calcio son dos tercios y el hierro es, por el contrario, solo un tercio de su contenido. Todo el valor de las sustancias internas que contiene se aprovecha cuando se come su pulpa. Aun cuando al principio tenga esta un gusto muy amargo, las papilas gustativas se acostumbran relativamente rápido y al cabo de unos días la mayoría de la gente que la ha probado no se niega a comer una. La siguiente tabla muestra las sustancias que contienen 100 g de pulpa de limón.

Un limón contiene las siguientes sustancias

- 90 g de agua
- 30 mg de magnesio
- 3,2 g de hidratos de carbono
- 16 mg de fósforo
- 1,2 g de fibra
- 11 mg de calcio
- 0,7 g de albúmina
- 3 mg de sodio
- 06 g de grasa
- 450 microgramos de hierro
- 150 mg de potasio
- 270 microgramos de ácido patogénico
- 55 mg de vitamina C
- 170 microgramos de niacina

> Los ácidos de la pulpa de los cítricos estimulan vivamente las glándulas salivales. La gente mayor especialmente suele tener falta de saliva, que es muy importante en la digestión.

Dos estudios que avalan el papel del limón

Hace poco tiempo, dos estudios universitarios obtuvieron resultados increíbles sobre el análisis que efectuaron sobre la extraordinaria fuerza del limón, lo cual apoya y recomienda su uso:

❏ Científicos del Instituto de Farmacia y de Buenos Aires (Argentina) buscaban un desinfectante natural que eliminase las bacterias del cólera (*Vibrio cholerae*) del agua. Demostraron que el medio ideal era el zumo de limón. Estas bacterias del cólera que había en el agua morían tan pronto como se lograse en ella una solución del 2% de zumo fresco de limón; treinta minutos después no había ni rastro de las bacterias.

❏ Otro hallazgo similar lo obtuvo el Servicio Epidemiológico del Ministerio de Sanidad de Guinea-Bissau, al oeste de África, durante una epidemia de cólera en octubre de 1994. Los médicos aconsejaban prevenir los posibles nuevos brotes de la enfermedad añadiendo zumo de limón en las comidas y en su preparación.

> ➡ Compre el aceite de limón en pequeñas cantidades, pues a diferencia de otros aceites caduca con rapidez, más o menos a los tres meses. Es mejor mantenerlo en un lugar frío y oscuro

El aceite esencial de limón

En la piel del limón se encuentran millares de pequeñísimas glándulas productoras de aceite esencial (*Citri aetheroleum*). Esencia que también se puede obtener presionando en frío la piel. Se necesitarían unos

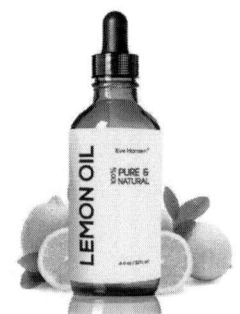

trescientos limones para conseguir un litro de esencia. En él se encuentra, junto a otras sustancias, el citral -el elemento que produce el olor y el sabor característicos del fruto-. Hoy se puede conseguir sintéticamente. Al comprarlo es importante tener en cuenta que no contenga añadidos artificiales y que sea un producto natural. La esencia de limón puede ser efectiva tanto física como psíquicamente. En aromaterapia se usa esta esencia para procurar el bienestar espiritual; en un uso directo elimina bacterias y hongos dañinos.

> Compre usted un limón sin tratar en su tienda de productos biológicos y frote un terrón de azúcar seco sobre la piel. Utilícelo luego para refinar sus platos de cocina, por ejemplo, en platos dulces en los que el aroma a aceite de limón puede ser enriquecido utilizando azúcar rallado. También puede usted simplemente chuparlo para así obtener su fuerza curativa y disfrutar del gusto de este aceite.

Las propiedades de la esencia de limón

❏ Científicos del Instituto de Investigaciones Médicas del Centro de Avances Médicos de Amani, en Tanga (Tanzania), descubrieron que la esencia de limón es un método natural extraordinario contra las picaduras de insectos. Las larvas, las pupas y los huevos del mosquito se caen tan pronto como se les aplica esencia de limón.

❏ Los estafilococos, causantes a partir de la impureza del cutis de pústulas, abscesos u orzuelos, y, en el peor de los casos, de artritis infecciosa, infección de las vías urinarias e incluso de miocarditis, mueren a los cinco minutos de contactar esta esencia.

❑ Asimismo, la causante del tifus, es decir, la *Bakterium Salmonella typhi*, muere también al cabo de una hora una vez tratada intensamente con esta esencia.

❑ Los pneumococos, provocadores de neumonía, meningitis, otitis media y peritonitis, desaparecen tras un tratamiento con esencia de limón.

La esencia de limón en la aromaterapia

- Los sensores de olor en la mucosa nasal informan directamente al cerebro y al sistema neurovegetativo. La esencia de limón es muy activa y ayuda especialmente a la apertura mental.
- Un test hecho por Kajima Akliengesellschaft en Tokio demostró que podía aumentar la concentración de sus colaboradores introduciendo esencia de limón en el aire acondicionado.
- Análisis científicos efectuados en secretarias japonesas demuestran que el número de errores tipográficos disminuía en un 54% cuando el aire se impregnaba de aroma a limón.
- Este efecto positivo de la esencia de limón en las oficinas se ve también corroborado por el equipo de psicólogos americanos del doctor Robert A. Baron, del Renselaer Polyfechnic Institute, en Troya (Nueva York). En su análisis se vio inequívocamente que con ciertos aromas en el aire acondicionado la efectividad de los oficinistas era superior.

La vitamina C

Los limones son los más óptimos donadores de vitamina C. Su pulpa y su zumo cubren, sin tener en cuenta la escasa aportación en las comidas, las necesidades diarias de un adolescente. Normalmente, para conseguir esa cantidad, se debería comer un limón crudo cada día.

> 🢂 Hubo durante mucho tiempo en Gran Bretaña una ley por la que cada barco debía tener a bordo tanto zumo de limón que, entre el décimo y el último día de viaje, cada marinero pudiera tomar tres cucharadas soperas. Con ello se lograba prevenir enfermedades peligrosas causadas, como el escorbuto, por la escasez de alimentos.

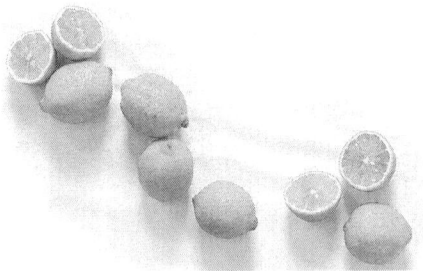

La vitamina C (ácido ascórbico) pertenece al conjunto de las vitaminas esenciales e hidrosolubles. Nuestro cuerpo, al contrario que los animales, no puede autoabastecerse y necesita adquirirla por medio la alimentación. El profesor Anthony Diplock del Guy's Hospital de Londres, quien evaluó más de veinte rigurosos estudios de control del placebo para saber la cantidad exacta de vitamina C que nuestro cuerpo necesita diariamente, llegó a una fórmula muy radical: 20 miligramos de vitamina C por kilo de peso. Lo que se tome de más a partir de aquí no se aprovecha y se elimina.

La falta de vitamina C tiene como primeros síntomas un cansancio y un agotamiento persistente; la capacidad de carga va siendo cada vez menor; la cicatrización de heridas es más difícil y se tarda más, y por otra parte es más fácil contraer enfermedades infecciosas debido a nuestro debilitado sistema inmunológico.

Es también poco provechoso consumir esta vitamina en exceso, ya que puede producir, aunque muy raramente, erupciones cutáneas y náuseas con vómitos; demasiada vitamina puede irritar el aparato excretor produciendo la diarrea con la que el organismo se defiende.

La lucha contra las enfermedades degenerativas

Recientes investigaciones han demostrado la existencia de cierta relación entre los radicales libres y la aparición del Alzheimer. A decir verdad, la sustancia albuminosa APP protectora de las células del nervio craneal que pone en marcha un mecanismo de reparación en personas sanas, puede también presentar ciertos defectos. En los pacientes de esta enfermedad el almacenamiento de la albúmina forma en el cerebro las llamadas placas. Al mismo tiempo la sustancia APP se transforma por motivos desconocidos y pasa de ser inofensiva y monovalente a ser un cobre bivalente y agresivo. En este proceso se libera radicales libres que, como descubrieron científicos estadounidenses, dañan los vasos sanguíneos del cerebro provocando así la falta de oxígeno. Las células nerviosas que dependen intensamente del abastecimiento de oxígeno se mueren. Las sustancias que pueden ser neutralizadas por los radicales libres -como la vitamina C- juegan, según la opinión de los científicos, un papel decisivo en el de la enfermedad.

> Científicos de la Universidad de Edimburgo afirman que las lesiones musculares frecuentes, ocasionadas después de un entrenamiento intensivo, disminuyen cuando se ha seguido una dieta rica en vitamina C. Por esto se aconseja a los deportistas tomar un limón fresco 30 minutos antes de iniciar su actividad.

El poder antioxidante de la vitamina C

La vitamina C pertenece al grupo de las vitaminas protectoras de células, rechaza y refuerza las células para que los radicales libres no las degeneren en células cancerosas. Esto es especialmente importante para los fumadores que con cada calada adquieren unos cien billones de estas partículas. De inmediato aparecen en el cuerpo los radicales libres que se dirigen a su campo de destrucción y atacan las paredes de las células hasta abrir un boquete y entrar por él para dañar el ADN y desencadenar a partir de aquí su partición. En diferentes análisis de nivel de vitamina C en el plasma sanguíneo de fumadores se llega a la conclusión de que este es también reconocible entre los no fumadores. La causa de ello es el rápido agotamiento de la vitamina C.

Enfermedades cardíacas y del sistema circulatorio

Las dolencias cardíacas y del sistema circulatorio ocupan en Alemania el primer lugar, seguidas del cáncer, en la escala de enfermedades mortales: provoca anualmente la muerte de 420.000 personas, ¡uno de cada dos casos de muerte! Una alimentación mala y excesivamente grasa, junto con el consumo de nicotina y la falta de ejercicio, produce un alto nivel del dañino colesterol LDL y ocupa las paredes interiores de los vasos sanguíneos. Esta ocupación va aumentando con el tiempo, estrecha las arterias hasta su total oclusión y provoca así el infarto.

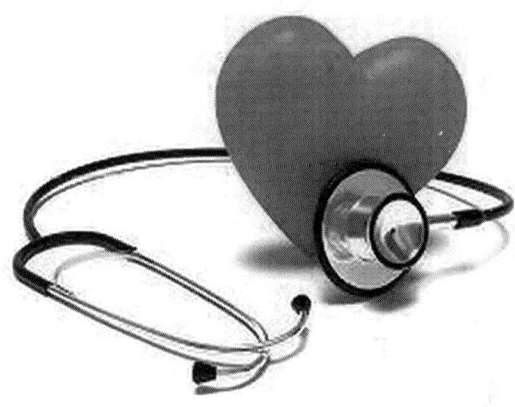

El papel de la colesterina

La colesterina la asimilamos desde la nutrición, pero también desde los intestinos, desde la piel y mayormente a través del hígado; es una sustancia vital a menos que se tenga en exceso. Se encarga de la elasticidad de los músculos, interviene en la creación de glóbulos rojos, activa y refuerza las defensas, sirve para crear las hormonas sexuales y de la corteza de las cápsulas suprarrenales, además de proteger el hígado de posibles infecciones. El exceso de colesterina afecta a las paredes de los vasos sanguíneos.

> Después de un amplio estudio del Instituto para la Salud Mundial de Estados Unidos, llegaron a la conclusión de que tomando una dosis diaria de 200 miligramos de vitamina C se consigue una óptima provisión para el cuerpo. Las cantidades hasta entonces recomendadas de entre 60 y 700 miligramos eran demasiado escasas.

Para prevenir el almacenamiento de colesterina en las paredes de los vasos sanguíneos, el organismo se procura un método muy elaborado de expulsión que consiste en producir ácido biliar capaz de eliminarla. Esto ocurre cuando el hígado crea, a partir de colesterina, el llamado ácido biliar elemental. Un ácido que se acumula en el intestino delgado donde por influencia de las bacterias pasa a ser secundario. Su misión es digerir la grasa que ingerimos en la comida.

El 90% de este ácido secundario se queda en nuestro cuerpo y alrededor del 10% restante se elimina. Lo mismo ocurre en la fabricación del ácido primario transformado en colesterina.

Los investigadores desconocen cuáles son las consecuencias de una sobredosis de vitamina C. La toma de dosis de hasta seis gramos es médicamente inofensiva. Para transformar la colesterina en ácido biliar primario es imprescindible tomar vitamina C. En caso de que no tengamos suficiente en nuestro cuerpo, aquella no puede dirigir la evacuación y se queda en el organismo pudiendo provocar un aumento de colesterol en la sangre. Como se aprecia en diversos estudios médicos, la vitamina C contribuye a reducir el nivel de colesterol cuando este tenga un nivel muy alto.

El suministro de vitamina C no tendrá demasiada incidencia en caso de que la concentración de colesterina sea baja o simplemente no exista. Tampoco es de temer la aparición de síntomas malignos como la falta del nivel necesario de colesterina si se tiene un exceso de vitamina C.

Cantidad diaria recomendada de vitamina C

> 🠖 La vitamina C puede reducir el nivel alto de colesterol en la sangre, la calcificación de los vasos sanguíneos y prevenir el consecuente infarto de miocardio. Diferentes análisis realizados demuestran que, tomando a diario 300 miligramos de vitamina C, las mujeres reducen el riesgo de infarto en un 25% y los hombres en un 42%.

Aunque los navegantes del siglo pasado consumieran desmesuradamente zumo de limón para combatir el escorbuto y los actuales países industrializados hayan logrado erradicar esta enfermedad, existe una serie de dolencias contra las que resulta útil tomar vitamina C.

❑ La vitamina C fomenta la curación de heridas; sin ella sería imposible, por ejemplo, su cicatrización.

❑ Los huesos rotos se sanan con la ayuda de esta vitamina, que estimula su reunión y al mismo tiempo ayuda en los sanos a la regeneración y la reconstrucción de huesos, cartílagos y tejidos conjuntivos.

❑ Procura unos dientes sanos y fuertes estimulando la calcificación de la sustancia dental.

❑ La osteoporosis se reduce drásticamente durante mucho tiempo en las mujeres que toman asiduamente vitamina C.

❏ Ayuda contra dolencias gástricas e intestinales.

❏ El riesgo de sufrir cataratas -un mayor enturbiamiento del cristalino- puede reducirse en un 80% si se toma asiduamente vitamina C que, por otra parte, también actúa como neutralizante de los radicales libres. Unas partículas agresivas que, tras largo tiempo de influencia, ocasionan daños en las células de los tejidos del cristalino y lo enturbian.

❏ La vitamina C tiene, en el sistema inmunológico de nuestro organismo contra los virus y las bacterias que causan enfermedades, una función muy importante ayudando a la producción de sustancias albuminosas como el interferón, que sirve para proteger las células de los ataques de aquellos que entran en ellas pudiéndose multiplicar sin problemas.

❏ Según estudios realizados en Estados Unidos, tomando regularmente vitamina C se consigue aumentar unos seis años la esperanza de vida de los hombres. Los científicos creen que esto se debe al efecto regenerador de los tejidos que tiene esta vitamina.

➡ La tesis hasta hoy vigente y defendida por muchos científicos de que un excedente de vitamina C provocaba el aumento de ácido oxálico en el organismo y con ello la propensión a los cálculos urinarios y biliares, ha sido desmentida por el profesor de fisiología Anthony Diplock.

Los bioflavonoides

El doctor Elson Haas, director médico del Preventive Medical Center de Marín, en San Rafael (California), ha obtenido resultados satisfactorios en sus estudios sobre diversos tipos de fruta y verdura; en ellos se demuestra que los cítricos, el tomate, el brécol, la soja y la cebolla están entre los diez alimentos que contienen mayor cantidad de bioflavonoides.

Estos (la rutina, la hesperidina, la naringina y la quercitrina; a partir de las bacterias del tracto digestivo mediante la separación de las moléculas de azúcar se obtiene la poderosa quercetina) se encuentran en todo el fruto del limón, es decir, en la pulpa y en la piel, sobre todo en la piel blanca que hay entre ambas.

Quien desee disfrutar de los efectos curativos de estas sustancias no debe desechar esta piel blanca sino, al contrario, comérsela a pesar de su posible sabor amargo.

> ➧ Uno consigue desprenderse de una mayor cantidad de sustancias biológicas nocivas cuando consume limones y otros frutos en general, en vez de solo su zumo. El cuerpo deja escapar aún más cantidad de estas sustancias tomando preparados vitamínicos sintéticos que no pueden sustituir la fruta fresca.

Descubrimiento por casualidad

Más de treinta años antes del descubrimiento de la vitamina C, el Premio Nobel Albert Szent-Gyorgyi (1893-1986) viajó en 1947 de su Hungría natal a Estados Unidos para demostrar que junto a esta vitamina debería haber otra sustancia que tuviese sus mismos efectos y que reforzase su eficacia. Su demostración fue muy fácil: cuando un amigo le preguntó qué se podía tomar contra su continua pérdida de sangre por las encías, Szent-Gyorgyi le aconsejó tomar en la carne zumo de limón. Al poco tiempo desaparecieron las dolencias. Cuando más tarde volvieron a aparecer, Szent-Gyorgyi se sorprendió y aconsejó de nuevo a su amigo un método más eficaz tomando vitamina C más pura. Tanto mayor fue la sorpresa, como lo fue su mejora.

Szent-Gyorgyi dedujo que con la mezcla de pulpa, zumo y vitamina C debería aparecer una nueva sustancia que habría motivado la primera curación de aquella pérdida de sangre. Empezó a hacer análisis concentrándose en las mezclas y logrando aislar la sustancia que dio a su amigo y que consiguió erradicar aquella afección. Pero nuestro Nobel todavía desconocía que lo que él había aislado eran los bioflavonoides, él creía que se trataba de una vitamina. Ya que su vitamina tenía influencia en la permeabilidad de los vasos sanguíneos y cortaba la hemorragia de sangre de las encías, la llamó vitamina P (factor de permeabilidad).

> ➡ Lo que da un tono amarillento a las naranjas y a los limones son los bioflavonoides, una sustancia colorante de vital importancia para el organismo humano. Más tarde se descubrió que lo que Szent-Gyorgyi encontró, fuese una vitamina o un elemento único, estaba compuesto por varias sustancias internas que se encontraban en muchos frutos y que eran las responsables del color amarillo de la piel de los limones. Seguidamente se recurrió al latín para crear una palabra: *flavus* (amarillo) y *bio* (vida), de ahí el nombre de bioflavonoide.

Acción de los bioflavonoides

Los bioflavonoides se ocupan del perfecto estado de los más minúsculos vasos capilares, de un tamaño similar al de un pelo y de un espesor milimétrico. Procuran que sean elásticos y que sus paredes sean permeables a células que aportan sustancias necesarias para mantener una armonía perfecta. Solo así pueden ver su trabajo cumplido.

Los capilares abastecen a todas las células de nuestro cuerpo con oxígeno, hormonas, sustancias alimenticias y otras sustancias vitales. Son tan pequeños que la sangre bombeada por el corazón a unos 100 centímetros por segundo (1 mls) debe entrar en ellos dividida por 10, a 10 centímetros por segundo. Sus paredes son tan finas que el oxígeno y todas las demás sustancias que transporta la sangre apenas pueden pasar por ellos sin dañarlos.

Con esta imagen de pequeñez extrema se entiende que los capilares son rompibles y delicados, por lo que es muy importante mantener su elasticidad. Su debilidad podría dar lugar a las llamadas hemorragias cerebrales o de la retina e incluso a pequeñas hemorragias en los tejidos. Con los bioflavonoides también se pueden reducir esos morados a veces inexplicables y la pérdida de sangre por las encías.

> ➨ Los cítricos protegen contra el desarrollo de enfermedades cancerígenas. Un estudio científico sobre las costumbres alimenticias realizado en 47 países concluyó que el cáncer de estómago es menos frecuente en aquellos países donde se consume más limón. Además, estudiosos suecos pudieron prever el desarrollo de un cáncer, vieron que las personas que comían diariamente un fruto cítrico tenían un riesgo de padecer cáncer de páncreas entre un 50 y un 75% menor que aquellas que comían uno a la semana.

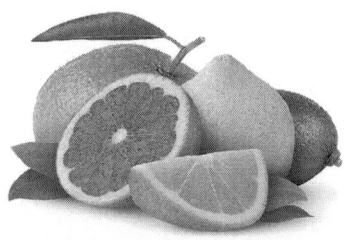

La quercetina, la joya de los bioflavonoides

La quercetina tiene un efecto antialérgico y antiinflamatorio equiparable al de un antiestamínico natural. Las siempre incómodas afecciones alérgicas o inflamatorias como tumefacción, escozor, enrojecimiento y picor están provocadas por el excesivo reparto de la hormona de los teiidos, la histamina, que con los aminoácidos de nuestro cuerpo se convierte en histidina.

Medicamentos como los antiestamínicos ayudan a frenar el reparto de histamina y facilitan la reducción de los síntomas que causa. La quercetina, al igual que otros medicamentos sintéticos, reduce además la formación y el reparto de histamina en el organismo.

El combate contra los virus

Algunos bioflavonoides, incluida la quercetina, tienen la capacidad de luchar contra los virus. Esto pudo ser probado con diferentes virus en análisis de laboratorio. Se efectuaron análisis científicos en animales que padecían enfermedades víricas y se llegó a la misma conclusión sobre la capacidad de la quercetina.

> ➡ El consumo regular de limones, incluida su piel blanca, puede reducir la aparición de todo tipo de alergias y frenar el exceso de producción histamínica en el organismo.

Prevención de cataratas

La quercetina puede también reducir el riesgo de cataratas provocadas por la diabetes. La causa de que la diabetes mellitus provoque cataratas es una acumulación de sorbitol en el dañado metabolismo de los azúcares. Esta sustancia no tiene el mismo nivel de concentración en todas las partes del cuerpo; se concentra sobre todo en el cristalino. La formación de sorbitol se ve estimulada por la enzima aldoreductasa.

La gran concentración de sorbitol en los cristalinos provoca el aumento de la fluidez de los tejidos en sus células y al mismo tiempo expulsa importantes aminoácidos, vitaminas, minerales y otras sustancias alimenticias que contribuyen esencialmente a la protección y a la regeneración de las células de los cristalinos; su déficit hace que sean más propensas a sufrir daños. Los sistemas de reparación propios de nuestro cuerpo no responden y las sensibles fibras proteínicas del cristalino se vuelven cada vez más turbias. La quercetina puede, empero, frenar la actividad de la enzima aldoreductasa productora de sorbitol y prevenir así la aparición de cataratas.

Freno a la diabetes

La quercetina puede contrarrestar la progresión de la diabetes y proteger del ataque de los radicales libres favoreciendo la producción de células beta en el páncreas, unas células que producen la insulina necesaria para metabolizar el azúcar. A partir de aquí se estimula la producción limitada de insulina.

> Las cataratas son tan comunes en la gente mayor que se incluyen como etapa normal en la evolución de la vejez. La pérdida de agudeza visual y la ausencia de dolor en todo un proceso que conduce al enturbiamiento del cristalino marcan los primeros síntomas de esta enfermedad.

Otros usos de los bioflavonoides

- Los bioflavonoides actúan como fortalecedores vitamínicos naturales, ya que pueden regenerar la debilidad de la vitamina C en la protección contra los radicales libres.

- Diversos estudios indican que los bioflavonoides actúan directamente en la protección de las células contra los radicales libres y contra otros daños.

- Los bioflavonoides protegen del infarto de miocardio y de los ataques de apoplejía evitando la acumulación de plaquetas y previniendo los trombos mortales que cierran los vasos sanguíneos y al mismo tiempo mantienen sus paredes elásticas y libres de sedimentos.

- Los bioflavonoides atajan el proceso de putrefacción de los alimentos y pueden así prevenir su envenenamiento en el consumo. Se cree que tienen un efecto similar al de los antibióticos.

- Los bioflavonoides protegen las células de la piel contra los radicales libres; unos se pueden fijar a las fibras manteniendo así la elasticidad del tejido conjuntivo.

La pectina

Los limones son uno de los frutos más ricos en pectina. Solo el tejido de su piel aporta un 30% de todo el fruto. Quien quiera disfrutar de esta sustancia y prevenir con su consumo afecciones cardíacas o cáncer intestinal, debería escoger preparaciones en las que participe la piel del limón.

La pectina es un conjunto de sustancias unidas a las paredes de todas las células vegetales y pertenece al gran grupo de las fibras indispensables para una impecable digestión humana. El intestino, por el que pasa todo alimento, se divide en dos partes: el intestino delgado y el intestino grueso. A partir del estómago los alimentos pasan al intestino delgado, donde se separan las sustancias básicas del bolo alimenticio. Los componentes esenciales se recogen por la sangre que los lleva a todas las partes del cuerpo.

> ➨ Antiguamente las mujeres ya conocían la pectina como condimento de cocina; con ello la mermelada quedaba espesa y gelatinosa. Por eso se añaden a la jalea de manzana, rica en esta sustancia, frutas pobres en pectina como frambuesas o cerezas.

La fibra, necesaria para una buena digestión

El intestino delgado se une al intestino grueso, cuya misión es extraer el agua del bolo alimenticio y espesarlo. Este intestino, además, disuelve las sustancias minerales y las vitaminas que van a parar a la sangre, y por fin se retransmite y se expulsa lo que quede. Las fibras son indispensables para realizar todo este proceso, pues son las que mantienen blando el alimento, las que provocan los fuertes movimientos musculares del intestino y con ello toda la digestión. Estas fibras vegetales, entre las que se encuentra la pectina, no pueden ser digeridas por el organismo y han de ser evacuadas casi sin haberse transformado, al igual que otras sustancias dañinas como contaminantes ambientales, residuos metabólicos o incluso agentes patógenos.

- La pectina se asume con la comida, es la que causa una rápida sensación de saciedad. Alimentarse con platos ricos en pectina, por ejemplo, recetas con mucho limón, sirve para prevenir problemas de sobrepeso de una manera cómoda y sin pasar hambre.

- Ayuda al funcionamiento del páncreas y fomenta la producción de bilis.

- Parece que atrae y aprisiona los contaminantes ambientales, los residuos metabólicos, los virus y las bacterias hasta expulsarlas del organismo en la digestión. Seguramente, tal como se ha visto en análisis realizados con animales, este efecto será el que haga de la pectina una protectora contra el cáncer intestinal. Cientificos del Health Science Center de la Universidad de Texas (Estados Unidos) pueden asegurar que las ratas, alimentadas con una dieta rica en pectina, redujeron en un 50% el riesgo de contraer cáncer en el intestino grueso.

- La pectina protege de las dolencias del corazón y del sistema circulatorio, pues mantiene normalizado a la baja el consumo de la dañina colesterina LDL en el organismo. Esta sustancia grasa es la causante principal de la formación de sedimentos en los vasos sanguíneos, lo que puede dar lugar a infartos de miocardio o a ataques de apoplejía.

> Junto a los limones se encuentran otros frutos ricos en pectina: la manzana, el membrillo, la grosella, la grosella espinosa, el arándano encarnado y el pomelo.

El ácido cítrico

El sabor tan ácido del limón se debe a que en él se concentra un 7% de ácido cítrico, que es protector contra una rápida putrefacción, pero cuyo efecto conservador dura poco tiempo. En el organismo humano este ácido se asimila a partir de un refinado proceso de conjunto llevado a cabo con otros ácidos y enzimas que procuran una digestión sana y sin problemas.

El ácido cítrico es, a diferencia de otros, como por ejemplo el clorhídrico, relativamente suave, demasiado débil para separar por sí mismo las sustancias alimenticias.

Una vez ingerido, sea exprimiendo limón en la carne o bebiendo puro zumo de limón, estimula la producción de este último, que es esencial; por eso el primero es de gran apoyo en los pasos iniciales de la digestión.

Unos diez minutos después de la masticación, la comida pasa por el esófago y entra en el estómago, donde unos cinco millones de glándulas situadas en sus paredes producen enzimas digestivas y cerca de tres litros de ácido clorhídrico al día para preparar la digestión en los intestinos. El ácido clorhídrico estimula la producción de pepsina, una enzima capaz separar la albúmina de los alimentos.

Cuando las glándulas contactan con el ácido cítrico se estimulan y aumenta la producción de ácido clorhídrico y con ello también una mayor producción de pepsina. Con esto, el ácido cítrico apoya y ayuda la actividad del estómago y prepara una digestión sin problemas.

4. El limón y la prevención de enfermedades

El sistema inmunológico humano es de lo más fascinante y complicado que la naturaleza ha podido crear. Unos mil millones de vigilantes soldados en forma de células protectoras están atentos a cualquier presencia de agentes causantes de enfermedad en el interior de nuestro cuerpo, como las células cancerígenas, para expulsarlos; y a cualquier intruso dañino como los virus, las bacterias o los hongos para destruirlos. Cuando estos invasores consiguen entrar, encuentran algo así como un país de las maravillas en el que se pueden multiplicar y expandir por doquier hasta que nuestro cuerpo se halle en un estado de extrema debilidad y muera.

Por eso es muy importante tener un buen sistema inmunológico que garantice nuestra salud. El limón con sus muchas sustancias alimenticias y defensivas ayuda a estimular el sistema defensivo y así a prevenir enfermedades de una manera totalmente natural.

Los agentes causantes de enfermedad acechan nuestro entorno con impaciencia, pululan por el aire esperando ser respirados y quedarse en la mucosa nasal o en los pulmones; esperan sentados en cualquier objeto o prenda de vestir para aprovechar cualquier lesión o herida en la piel, por pequeña que sea, y entrar, o incluso se instalan en la comida para poder ser así absorbidos con total facilidad.

Cada milímetro cuadrado de nuestro cuerpo se ve constantemente atacado, y en muchos casos estos ataques consiguen superar la primera barrera. Si nuestro sistema inmunológico está intacto, los invasores apenas tienen una oportunidad de expandirse.

El ataque contra los agentes patógenos

Un sistema inmunológico que funcione bien reconocerá y expulsará de inmediato a los atacantes. Las células comedoras, llamadas macrófagos, que patrullan constantemente por los tejidos en busca de invasores, se abalanzan contra ellos con solo notar su presencia. En apoyo de los macrófagos, que cumplen su misión en primera fila del frente, están los llamados linfocitos-T. Ambos consiguen que los intrusos no puedan profundizar en nuestro organismo y sean expulsados. Cuando se produce el primer ataque de las células comedoras, los linfocitos-T organizan toda la estrategia de ataque de todo el sistema de defensa.

En ayuda de estos últimos están los linfocitos-8, que crean anticuerpos especiales para el ataque. Estos anticuerpos se cuelgan del invasor y forman grumos de tal manera que privan su movilidad. Una vez adheridos a ellos, estos intrusos no pueden huir de las células comedoras.

Los linfocitos-T son, además, el «archivo» del sistema inmunológico en el que se registra una base de datos con información sobre los atacantes. Los nuevos intrusos vencidos tendrán su ficha en este archivo para que puedan ser reconocidos con posterioridad.

> ➥ Los agentes causantes de enfermedad externos o internos, tienen solo una oportunidad de progresar, encontrar un sistema inmunológico debilitado.

El peligro interno

Nuestra protección interna actúa de manera similar cuando el peligro viene de dentro. Es el caso de las células cancerígenas. En principio, son células normales del cuerpo que se degenera y no paran de multiplicarse. Algunas de ellas no son identificadas por las defensas porque se camuflan bajo la apariencia de células sanas y es entonces cuando el tumor puede expandirse ilimitadamente. Un sistema inmunológico estable apenas puede ser engañado.

Las células comedoras no se limitan a rodear y a atacar al agente externo: lo descomponen y lo hacen inoperante. Se tragan parte de él y la otra parte se queda enganchada a su cuerpo como trofeo a compartir con las células de la segunda línea del frente y con la visión de los enemigos.

Un buen sistema defensivo

En los frutos amarillos se esconden muchas sustancias necesarias para el buen funcionamiento de nuestro sistema inmunológico; de ellas las más importantes son los bioflavonoides -y entre ellos principalmente la rutina y la hesperidina- junto con la vitamina C natural de los limones. Ambas conforman una ayuda óptima para nuestras defensas.

La vitamina C elimina y previene la debilidad de nuestras defensas; los bioflavonoides las fortalecen. Además, estos procuran que la vitamina C tenga un alto nivel en cada célula del cuerpo. Para eso existen importantes depósitos de vitamina C en todo el organismo, millones de «gasolineras» para las células del sistema de defensa que necesiten urgentemente vitamina C para su trabajo, igual que los coches necesitan gasolina para circular. Sin esta vitamina las células de defensa apenas ayudarían a combatir los cuerpos extraños ni las células cancerígenas.

> ➡ La mayoría de los animales pueden producir su vitamina C. Solo el hombre y algunos monos, aves, peces y marsopas deben adquirirla con la alimentación.

El combate contra los radicales libres

Los macrófagos actúan en la lucha contra cuerpos extraños causantes de enfermedades, en especial contra los radicales libres dañinos para nuestro cuerpo: los macrófagos topan en su viaje por el cuerpo con radicales libres que los succionan y los mantienen en su interior, donde saltan cual pelota de pingpong de una pared a otra. Si estos macrófagos van encontrando en su camino más agentes patógenos, también los succionan y los depositan en el estómago para ser atacados rápidamente por otros radicales libres logrando empequeñecerlos y hacerlos inofensivos.

> ➡ La vitamina C tiene la particularidad de que enseguida se ve su reflejo en el cuerpo. Sube rápidamente al poco que la hayamos conseguido hasta su punto más alto y disminuye también muy deprisa. Para conseguir mantener estable su nivel es preciso tomarla a menudo y de forma ordenada.

Los macrófagos necesitan vitamina C para protegerse ellos mismos y sus paredes de la entrada de radicales libres. Si la concentración de vitamina C disminuye en ellos hasta cierto nivel, las defensas se debilitarán hasta ser del todo ineficaces. Cuando son muchos los macrófagos que se encuentran en esta situación, la primera línea de defensa del organismo estará notablemente debilitada.

La influencia de la vitamina C en los linfocitos

Recientes estudios médicos confirman la decisiva influencia de la vitamina C en los linfocitos, la segunda línea de defensa de nuestro organismo: en ellos se observa gran cantidad de vitamina C. Si estos fuesen requeridos en un acto de defensa contra agentes patógenos, se vería que desarrollan una gran actividad para la que necesitan gran cantidad de vitamina C que consumen muy deprisa. En caso de que se supere ese límite negativo y falte, los linfocitos se paralizan y se debilitan e incluso se hacen cada vez menos efectivos. Con una segunda línea de defensa tan débil los gérmenes tendrán muy fácil su invasión.

Estar en forma

Estar en buena forma con una cura de limón

Para reforzar nuestro sistema de defensa se debería seguir dos veces al año una cura de limón de seis semanas; se recomienda hacerla en otoño y en primavera. Realizándola en otoño usted podrá prevenir los constipados de esa estación fría y húmeda que es el invierno, y en primavera esta cura da una energía renovada y prepara la piel después del invierno para los rayos del sol. De todas maneras usted puede realizarla cuando se sienta bajo de defensas. Para una cura de limón es necesario disponer de seis limones al día y un cuentagotas de cien mililitros que venden en la farmacia. Este cuentagotas debe ser de color marrón para que el zumo de limón no se vea afectado por la luz.

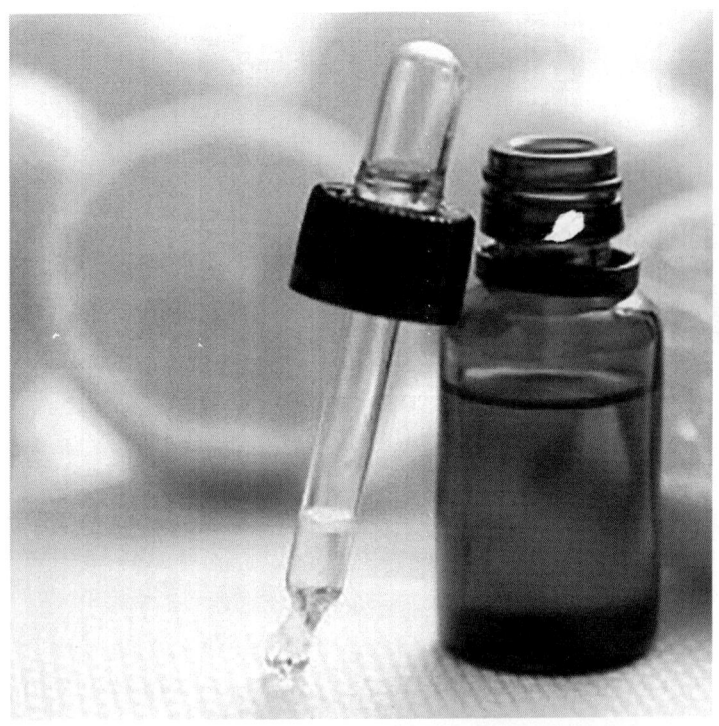

Una buena cura de limón debe seguir los siguientes pasos:

▶ Tome por la mañana en el desayuno y a sorbos el zumo de un limón al que habrá añadido una cucharada de vinagre de limón en un vaso de agua tibia.

▶ Parta un limón por la mitad y pele una de las partes de tal manera que la piel blanca permanezca adherida a la pulpa del fruto. Córtela en rodajas y cómasela en el desayuno. Guarde la otra mitad sin pelar hasta la noche. Para una mejor conservación rocíe con vinagre de limón la superficie del corte.

▶ Exprima otros tres limones y mezcle con su zumo dos cucharadas soperas de vinagre de limón en el cuentagotas. El vinagre de limón le aporta poderosas sustancias minerales y oligoelementos además de conservar la vitamina C del zumo de limón. Tome usted de 15 a 20 gotas de esta mezcla una vez cada hora durante el día, para así conseguir la cantidad necesaria para el consumo diario. Tenga también en cuenta los intervalos de tiempo.

▶ Haga con el sexto limón lo mismo que ha hecho por la mañana. Coma la segunda mitad que dejó en el desayuno preparada como para entonces.

▶ Antes de rellenar la botellita el próximo día es aconsejable lavarla con agua caliente sin detergentes.

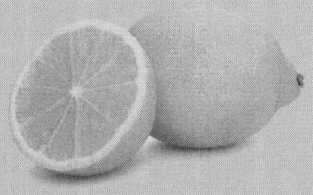

5. Remedios para cada enfermedad

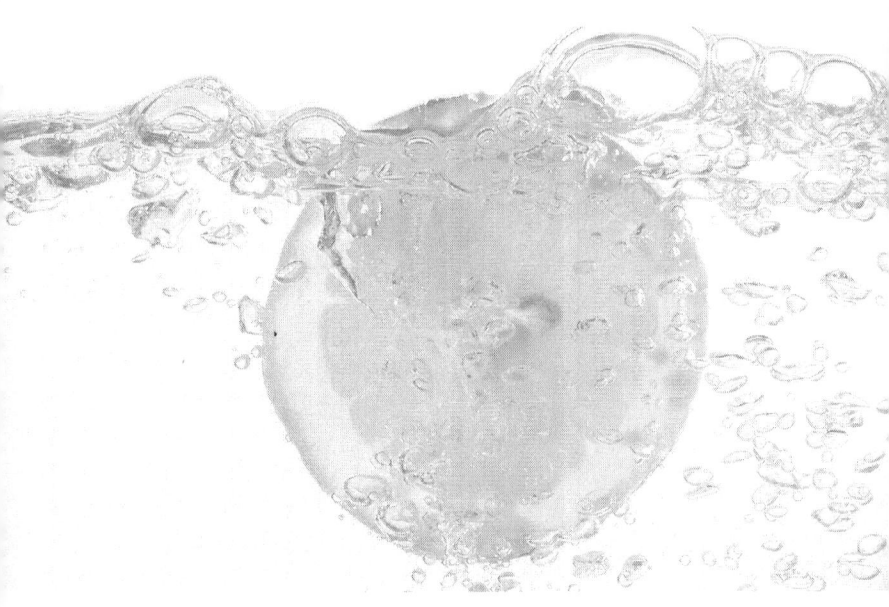

Los limones aportan gran cantidad de sustancias alimenticias que son usadas por nuestro cuerpo como profilaxis contra enfermedades y como alivio de numerosas dolencias. Este fruto se puede usar tanto interior como exteriormente; tanto da que lo tomemos en el té o como zumo, en pomadas, en compresas o en el baño. ¡Utilice las virtudes del limón como un medio curativo natural!

El uso del limón

❏ Frótese la piel con preparados de aceite o de zumo de limón. No se deben usar este zumo o la pulpa en niños menores de dos años: su piel y su aparato digestivo son aún muy delicados. A los niños de más edad se les administrará con precaución.

❏ El aceite de limón es, como todos los aceites esenciales, una esencia vegetal muy concentrada. Su gran efectividad fuerza a que su uso sea muy mesurado, tanto que en algunos casos basta con unas pocas gotas. Nunca debemos aplicarlo en estado puro sobre nuestra piel o las mucosas. Si lo utilizamos en el baño, sea total o parcial, es aconsejable mezclarlo a conciencia con miel o nata, porque así introduce mejor en el agua, y las gotas flotan en la superficie.

❏ Aplicar zumo de limón en la piel herida nos producirá un incómodo escozor. A pesar de ello se cura con mucha rapidez.

❏ En todos los usos para los que se necesite parte de la piel externa del limón, deberemos usar frutos biológicos. Así evitamos el contacto con los productos químicos utilizados en el tratamiento del limón. Lo mejor es usar básicamente limones biológicos que no hayan sido tratados.

> ➥ Todos los aceites cítricos desarrollan la fotosensibilidad de la piel, es decir, su alta sensibilidad a la luz puede dar lugar a molestias en la pigmentación o erupciones cutáneas. Por eso nunca debemos untar nuestra piel con aceite de limón en partes sin protección antes de tomar el sol.

Acné (Acne vulgaris)

El acné es una enfermedad crónica de la piel que afecta predominantemente a los jóvenes antes o durante la pubertad y sobre todo en la cara, en el cuello, en mitad del pecho, en los hombros y en la parte superior de la espalda. El aumento de producción hormonal, principalmente de testosterona, provoca que las glándulas sebáceas de la piel segreguen en demasía. Esta segregación se condensa en la superficie de la piel, lo que impide que el sebo salga y obliga a que tenga que acumularse debajo. Esta acumulación crece cada vez más y busca un camino de salida por la piel. Al principio se ve como un grano pequeño con puntitos negros. A los pocos días empiezan a inflamarse, enrojecen y pican. El joven se rasca y se los arranca liberando el sebo contenido y sus ácidos grasos causantes de la inflamación -el acné se expande y aparecen las típicas pústulas-. Cuando se rasca es fácil provocar infecciones que a veces dejan antiestéticas cicatrices.

> Antes se creía que el consumo de chocolate o de especias picantes aumentaba la aparición de acné. Hoy, los mejores dermatólogos prohíben comer dulces o aconsejan seguir una dieta especial.

Lavados con agua, miel y limón

Preparación: Hierva un litro de agua del grifo para extraer los gérmenes y déjela luego enfriar hasta unos cuarenta grados. Vierta en él dos cucharadas soperas con miel y el zumo de un limón recién exprimido.

Uso: Con esta mezcla de agua, miel y limón lávese allí donde haya aparecido el acné. Hágalo con cuidado y tenga en cuenta que no debe arrancar ningún grano. Este lavado debe realizarse dos veces al día, mejor si es una vez por la mañana y otra por la tarde.

> El acné necesita también de protección contra los agentes atmosféricos y no debe estar muy desengrasado. Absténgase por eso de usar lociones faciales con mucho alcohol; apliqueselas solo en los puntos inflamados.

El cuidado de la piel con aceite de limón y de onagra

Preparación: Para la mezcla de aceites debe usted conseguir 50 mililitros de aceite de jojoba, unas 15 gotas de aceite puro de limón y otras 15 gotas de aceite de onagra. Mezcle el de jojoba con los otros dos y remuévalo bien.

Uso: Póngase esta solución por la mañana y por la noche en los lugares donde haya aparecido el acné. Se debe aplicar de manera muy delicada formando círculos y dejándola reposar de cinco a diez minutos. Es importante que pongamos la masa durante mucho tiempo, cuanto más mejor, porque así, con este movimiento suave, el aceite va penetrando por los conductos de las glándulas sebosas hasta la acumulación de sebo. Una vez en ella, modera la producción de sebo y contiene el picor gracias a su efecto desinfectante. Después de su colocación manténgala allí durante otros diez minutos para después quitarla taponando con una servilleta de papel la masa que haya quedado en la superficie cutánea. Al principio quedará mucha masa en el exterior pero irá reduciéndose poco a poco cuando esta vaya penetrando en la piel y en los conductos de las glándulas. El masaje debe aplicarse de tres a cuatro semanas.

Afecciones estomacales

Una vez los alimentos han pasado por el esófago, llegan al estómago, donde empieza la digestión. El estómago vierte sobre aquellos sus ácidos y se estira de tal manera que trocea los pedazos que le han llegado hasta la mínima expresión. El próximo paso será llegar al intestino grueso, pero a veces aparece la sensación de saciedad: la comida se estanca en el estómago porque ha sido entorpecido el trabajo de los músculos estomacales o bien porque no se han producido suficientes ácidos. La consecuencia es una sensación de presión y ardor de estómago, donde los alimentos han permanecido demasiado tiempo y no se han llegado a digerir.

Si usted sufre de dolencias o dolores estomacales continuos durante por lo menos una semana, debe ir inmediatamente al médico. Cabe la posibilidad de que estén provocados por la intrusión en la mucosa estomacal del *Helicobacter pylori*, que puede dar lugar a graves enfermedades del sistema linfático o iniciar un cáncer de estómago.

La estadística afirma que esa afección afecta a una de cada tres personas y entre un siete u ocho por ciento desemboca en una úlcera estomacal o duodenal benigna.

➡ Diez mil personas sufren cáncer de estómago debido a infecciones por helicobacterias. Si se hubiesen descubierto a tiempo, los efectivos medicamentos actuales hubieran salvado al 90% de estos enfermos.

Zumo de limón:

Beba antes de cada comida el zumo de un limón recién exprimido diluido en un vaso de agua tibia. El ácido cítrico estimula la fabricación de ácidos estomacales y la actividad de sus músculos. Tiene, además, otros efectos beneficiosos si cuando se deja de tomar esta solución se toman dos cucharadas de este zumo antes de cada comida.

Otras medidas adicionales:

Coma usted con tranquilidad; cinco ágapes al día son mejor que tres comidas fuertes. Mastique bien. Procure que su cena no se junte con el ir a dormir; espere por lo menos dos horas. Evite comer platos muy calientes, muy fríos, muy picantes o muy grasos. No beba durante las comidas sino después. Reduzca el consumo de alcohol y de café. En caso de que usted tenga a menudo problemas digestivos, prescinda de comer verduras que causen gases como la col o las judías. No vista tampoco ropa muy ajustada que apriete al estómago. La presión externa causa indigestión.

Aftas (llagas bucales)

Las aftas son pequeñas llagas ovales que se producen en las mucosidades de la piel de la boca; pueden aparecer en toda la boca e incluso en la lengua. Su límite está formado por un anillo rojo y su interior es de un tono grisáceo más o menos claro. La estadística muestra que al menos una de cada cinco personas padece o ha padecido aftas alguna vez en su vida, concretamente entre los 10 y los 40 años. Aparecen más en las mujeres que en los hombres. Las aftas son muy molestas y casi siempre dolorosas, en especial cuando se tocan, por ejemplo, cuando se come. Su causa es normalmente una infección vírica en la boca o pueden también aparecer por heridas en la mucosa bucal producidas, por ejemplo, limpiándose los dientes o mordiéndose por descuido. A menudo aparecen también cuando las defensas están bajas, sea porque han tenido que luchar contra una enfermedad o porque usted se encuentra muy estresado.

Normalmente desaparecen por sí mismas después de una o dos semanas de su aparición. El hecho de que análisis médicos hayan descubierto la presencia de bacterias en las aftas (estreptococos) hace creer que estos sean a veces sus causantes.

Las aftas y el limón

Las propiedades antibacterianas y antivírica del limón son muchas y pueden intervenir en la curación de las aftas. Para conseguirlo debe usted enjuagarse la boca por lo menos tres veces al día con el zumo de un limón recién exprimido en un vaso de agua tibia.

Tenga en cuenta que el escozor de la primera vez irá remitiendo cuanto más lo haga. La curación dependerá de cuantos días se siga el tratamiento.

Amigdalitis

En la mayoría de los casos los causantes de esta enfermedad, también llamada angina o tonsilitis, son las bacterias (estreptococos) y los virus, aunque menos. Las amígdalas enrojecen la parte posterior de la faringe, se hinchan y aparecen con puntitos amarillos de pus. Los síntomas son las dificultades al tragar, dolor de cuello y, en caso de que la enfermedad esté avanzada, incluso fiebre.

> Las amígdalas de la faringe son muy importantes en los niños que están formando su sistema inmunológico. Por eso es discutible la conveniencia de que se extirpen antes de la edad escolar para evitar inflamaciones crónicas.

Si la fiebre pasa de los 39 grados o la enfermedad dura más de una semana, debe usted avisar de inmediato al médico. No curar totalmente la amigdalitis supone el riesgo de que los estreptococos entren en el torrente circulatorio del cuerpo y provoquen graves daños en los riñones, o incluso una peligrosa miocarditis (inflamación del músculo cardíaco) que, en estado avanzado, puede llegar a provocar un fallo cardíaco.

Hacer gárgaras con zumo de limón:

Haga usted gárgaras durante uno o dos minutos cada dos horas con el zumo de un limón recién exprimido. Una vez hecho, ponga la cabeza hacia atrás para que el zumo pase por detrás de la faringe. La fuerza antivírica y antibacteriológica del zumo de limón ataca directamente los agentes patógenos.

Tráguese el zumo para notar el gusto de la vitamina C y de los bioflavonoides y para reforzar sus defensas.

Bronquitis

Aunque hay dos formas de bronquitis, la aguda y la crónica, tienen ambas los mismos efectos: fuerte tos, dolor y expectoraciones de color blanco o amarillo a causa del exceso de mucosidades en el sistema bronquial.

Los síntomas de la bronquitis aguda desaparecen a lo sumo en dos semanas, pero los de la bronquitis crónica no lo hacen hasta pasados unos meses en los que aparece y desaparece.

Las causas de su aparición son principalmente los virus, por ejemplo, las infecciones gripales causantes de los rinovirus, y algunas veces bacterias. La bronquitis crónica está provocada por influencias nocivas del medio ambiente o por el consumo de cigarrillos, que dañan las mucosas de las paredes bronquiales, y también por infecciones víricas o bacterianas.

> ➡ El polvo y la sequedad del aire perjudican a los síntomas de la bronquitis, y los paseos tanto en un ambiente húmedo o demasiado caliente en las frías estaciones del año alivian las gastadas mucosas pulmonares.

Inhalaciones de aceite de limón:

Hierva tres cuartos de litro de agua y déjala reposar hasta que alcance una temperatura soportable, pero que tampoco deje de humear. Tenga cuidado, ya que las inhalaciones con vapor de agua pueden, fácilmente, dar lugar a quemaduras en las mucosas respiratorias o en la cara. Vierta en el agua una cucharilla de té con sal y tres gotas de aceite de limón e inhálelo tres veces al día hasta que el agua esté fría y no humee.

Jarabe para tos de limón con aceite de oliva:

Mezcle 100 mililitros de zumo de limón recién exprimido con otros 100 de aceite de oliva. Remuévalo bien y tómese cada hora una cucharilla de té: verá cómo desaparece de inmediato el dolor en el cuello.

Jarabe de limón contra los ataques de tos:

Los efectos antivíricos y antibacterianos del limón posibilitan una fácil curación de la bronquitis. El jarabe de limón distiende los bronquios y elimina rápidamente los molestos ataques nocturnos de tos. Ponga dos limones en un recipiente y llénelo con agua hasta cubrirlos. Caliéntelos a fuego lento –unos 50 grados- durante diez minutos. El agua no debe llegar a hervir ya que alteraría la posición de los limones. Pasados los diez minutos, sáquelos y exprímalos. Vierta en el zumo tres cucharillas de té con glicerina de la que se compra en las farmacias y 250 gramos de miel: obtendrá un poderoso método casero para aliviar la tos irritativa. Remuévalo bien hasta que se haya hecho el jarabe. Tome una cucharilla de té antes de ir a dormir y otra cuando por la noche tenga ataques de tos.

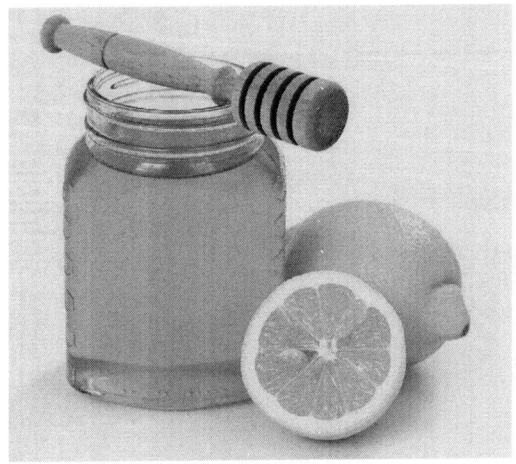

> Contra la tos es aconsejable beber mucho, sobre todo zumo de casis o de espino falso con limón.

Ensalada de berros con limón:

Las capuchinas son un viejo método curativo procedente del Perú que podemos adquirir durante todo el año. Sus hojas contienen aceite de ácido paraaminobenzoico, que actúa como un débil antibiótico. La ensalada de berros aderezada con el zumo de un limón recién exprimido y con aceite de oliva ayuda a la curación de la bronquitis causada por bacterias.

Raíz de regaliz de palo, tiamina y té con limón:

Las sustancias internas de la raíz del regaliz de palo, entre las que se encuentran los flavonoides liquiritiguenina y liquiritina, que distienden los conductos respiratorios afectados por la bronquitis, mejoran el estado de la mucosa y en definitiva actúan como antiinflamatorios. El aceite esencial de timol de la tiamina relaja el sistema bronquial y elimina al mismo tiempo los agentes patógenos. Vierta una cucharilla de té con raíz de regaliz de palo y tiamina en un cuarto de litro de agua hirviendo, a la que después de cinco minutos de reposo retirada para que se enfríe hasta la temperatura corporal, añadiremos una cuchara sopera de miel y el zumo de dos limones recién exprimidos. Debe beber tres tazas de esta solución al día.

Callos

Una persona da a lo largo de su vida más de 300 millones de pasos, sus pies recorren una media de 120.000 kilómetros y aun así todavía se presta demasiado poca atención a los zapatos que calzamos. En consecuencia, nueve de cada diez habitantes tienen dolencias en los pies, entre ellas las más comunes son los callos.

Los zapatos demasiado estrechos provocan en las zonas de contacto un endurecimiento que a la larga se convierte en un callo. En este proceso se crea un núcleo calloso que crece hacia adentro en la piel del pie y causa dolor.

> ➡ Los callos aparecen siempre en el mismo lugar. Una vez acabado el tratamiento, es aconsejable proteger el dedo del pie con una tirita circular para evitar presiones.

Aplicar limón:

Un método casero comprobado contra los callos y los estados previos a su formación, es poner encima de estos y durante la noche rodajas de limón. Ponga usted una de uno a cinco centímetros de espesor sobre la callosidad y envuélvala fuertemente con una gasa. Repita este proceso tantas veces como sea necesario para que el callo no salga.

Taponar con aceite de limón:

Taponar con aceite esencial de limón frena el proceso de aparición de los callos de la piel ya callosa en los pies. Masajee usted la parte afectada a diario y cuanto quiera con una o dos gotas de aceite de limón. Tenga en cuenta que usted solo debe tratar las callosidades de sus pies con aceite puro de limón y no además las partes circundantes; por ello es mejor humedecer un algodón con este aceite en vez de ponérselo en el dedo.

> ➡ Si, a pesar de habérselo probado, un zapato le incomoda o le roza es preciso pedir consejo al zapatero. Él puede, por ejemplo, aligerar o reformar algo del zapato.

- ❏ Piense que con la edad los pies van haciéndose más grandes. Si se calza un 38, en un par de años puede que usted tenga medio o un número más.

- ❏ Para no tener ninguna presión en los dedos de los pies, los zapatos deberían ser un centímetro y medio

Raíz de regaliz de palo, tiamina y té con limón:

Las sustancias internas de la raíz del regaliz de palo, entre las que se encuentran los flavonoides liquiritiguenina y liquiritina, que distienden los conductos respiratorios afectados por la bronquitis, mejoran el estado de la mucosa y en definitiva actúan como antiinflamatorios. El aceite esencial de timol de la tiamina relaja el sistema bronquial y elimina al mismo tiempo los agentes patógenos. Vierta una cucharilla de té con raíz de regaliz de palo y tiamina en un cuarto de litro de agua hirviendo, a la que después de cinco minutos de reposo retirada para que se enfríe hasta la temperatura corporal, añadiremos una cuchara sopera de miel y el zumo de dos limones recién exprimidos. Debe beber tres tazas de esta solución al día.

Callos

Una persona da a lo largo de su vida más de 300 millones de pasos, sus pies recorren una media de 120.000 kilómetros y aun así todavía se presta demasiado poca atención a los zapatos que calzamos. En consecuencia, nueve de cada diez habitantes tienen dolencias en los pies, entre ellas las más comunes son los callos.

Los zapatos demasiado estrechos provocan en las zonas de contacto un endurecimiento que a la larga se convierte en un callo. En este proceso se crea un núcleo calloso que crece hacia adentro en la piel del pie y causa dolor.

> ➡ Los callos aparecen siempre en el mismo lugar. Una vez acabado el tratamiento, es aconsejable proteger el dedo del pie con una tirita circular para evitar presiones.

Aplicar limón:

Un método casero comprobado contra los callos y los estados previos a su formación, es poner encima de estos y durante la noche rodajas de limón. Ponga usted una de uno a cinco centímetros de espesor sobre la callosidad y envuélvala fuertemente con una gasa. Repita este proceso tantas veces como sea necesario para que el callo no salga.

Taponar con aceite de limón:

Taponar con aceite esencial de limón frena el proceso de aparición de los callos de la piel ya callosa en los pies. Masajee usted la parte afectada a diario y cuanto quiera con una o dos gotas de aceite de limón. Tenga en cuenta que usted solo debe tratar las callosidades de sus pies con aceite puro de limón y no además las partes circundantes; por ello es mejor humedecer un algodón con este aceite en vez de ponérselo en el dedo.

> ➤ Si, a pesar de habérselo probado, un zapato le incomoda o le roza es preciso pedir consejo al zapatero. Él puede, por ejemplo, aligerar o reformar algo del zapato.

- ❏ Piense que con la edad los pies van haciéndose más grandes. Si se calza un 38, en un par de años puede que usted tenga medio o un número más.

- ❏ Para no tener ninguna presión en los dedos de los pies, los zapatos deberían ser un centímetro y medio más grandes. Los dedos no deben rozar la parte superior de la piel interna del zapato, sino tener cierta libertad de movimiento.

❏ Los zapatos de puntera estrecha comprimen los dedos y deforman los pies, por lo que es mejor optar por los de puntera redonda. La piel suave debería ser preferible a los materiales más duros.

❏ Es recomendable comprar los zapatos al atardecer o por la noche, siempre probándolos y sintiéndose cómodo. Cálceselos y camine un poco por la tienda, pues es muy difícil que sentado se noten puntos de presión. Es necesario probarse los dos zapatos.

❏ Lleve usted zapatos planos, ya que con los altos el peso del cuerpo recae en un 50% sobre la parte delantera del pie y los dedos, regiones que son mucho más sensibles que las del talón.

Celulitis (piel de naranja)

El 50% de las mujeres sufren en mayor o en menor medida la celulitis, la piel de naranja en los muslos o en el trasero. Nadie puede predecir quién será la próxima víctima. Jóvenes y no tan jóvenes, delgadas o no tan delgadas, ninguna puede estar cien por cien segura de que no la padecerá. La celulitis es la predisposición al cambio del tejido conjuntiva de las mujeres, ya que es más elástico que el de los hombres y además su piel está constituida de tal manera que almacena más grasa. Ambos factores favorecen la aparición de la celulitis; de hecho, la piel de naranja se forma por la concentración de grasa, de agua y de fibras.

> **Es muy fácil saber hasta qué punto ha avanzado la celulitis pellizcando un momento la piel de los muslos.**
>
> - Si aparecen pocos y débiles bultitos que desaparecen a los pocos segundos, es que el cambio del tejido conjuntivo se encuentra en los primeros pasos.
> - Si permanecen o están ahí sin necesidad de pellizcar las piernas, es que la celulitis está evolucionando.
> - Y si permanecen y duelen cuando los pellizcamos, incluso estando sentada, es que ya ha aparecido totalmente la celulitis.

El aceite esencial de limón cuenta con propiedades que tensan y fortalecen los tejidos, por lo que es también eficaz para el fortalecimiento de un debilitado tejido coniuntivo.

Masaje con aceite de limón:

Masajéese usted diariamente por la mañana y por la noche con una cucharada de aceite de jojoba y unas gotas de aceite de limón. Remuévalo bien y aplíqueselo en la zona donde aparece la celulitis.

Además de las medidas externas, es de mucha ayuda, y siempre a largo plazo, seguir una alimentación adecuada con mucha vitamina C en la que se incluyan frutas y verduras, proteínas de pescado, carne, soja y legumbres secas, así como aceites vegetales con ácidos grasos esenciales, y que sea la base de todo un plan de comidas.

El aceite de limón como regenerador de la piel:

Vierta 15 gotas de aceite de limón en 50 mililitros de aceite de jojoba y otras 10 gotas de aceite de onagra (prímula) y de ciprés. Usted puede utilizar este aceite anticelulítico diariamente para fortalecer el tejido conjuntivo y para la regeneración y el cuidado de la piel.

Té anticelulítico:

Debido a que la celulitis comprende también la acumulación de agua y fibras en el tejido, es importante apoyar el tratamiento externo con otro interno tomando té. Para ello necesita 100 gramos de hojas de ortiga, 50 gramos de raíz de diente de león y otros 50 gramos de ulmaria (reina de los prados). Coja tres cucharadas de esta mezcla de tés y viértalas sobre agua hirviendo. Después de dejarla enfriar durante 10 minutos se cuela y se pone en cada taza el zumo de un limón recién exprimido. Bébase dos tazas al día por lo menos durante seis semanas.

Constipado

Los constipados, entre los que se incluyen las afecciones gripales, los causan los llamados rinovirus. Unos virus que, en comparación con los virus gripales de la llamada «verdadera gripe», son inofensivos, ya que el constipado desaparece por sí mismo tras una media de un par de semanas, pero es sumamente desagradable. Los rinovirus afectan sobre todo a las mucosas del sistema respiratorio humano; si consiguen llegar a ellas, provocan los conocidos síntomas del resfriado:

fiebre, punzadas en la cabeza, tirantez en las extremidades, carraspera, tos y estornudos.

> ➡ Los rinovirus se parecen a un erizo encogido: una bola rodeada de pinchos por todas partes. Su tamaño es solo de diez milésimas de milímetro. En la cabeza cabrían cómodamente cien mil millones de estos virus.

Estos virus se transportan por el aire a través de las motas de polvo: están, por ejemplo, en el timbre de la puerta, en el audífono del teléfono o en los bolígrafos y se sirven del movimiento de las manos para ir de una persona a otra. Cuando uno de estos virus alcanza las mucosas de los conductos respiratorios, busca una célula para introducir uno de sus «aguijones» en la membrana. Ya en el primer día de infección se introduce y se fija en la célula pinchada. El virus se abre y libera su información genética y obliga a la célula de la mucosa a reproducir continuamente más virus.

El segundo día la invasión se expande por todos los conductos respiratorios y de inmediato se activa nuestro sistema inmunológico con tal de expulsar del cuerpo al enemigo. Las mucosas se inflan y segregan con mayor fuerza. La víctima se ve aquejada de estornudo. Claro está que a estos les gusta ir a otras mucosas. Los intrusos tienen una gran ventaja frente a nuestro sistema inmunológico. Cada vez mueren más células de las mucosas que producen miles de nuevos virus. Los estornudos empeoran; la tos y la fiebre hacen su aparición para luchar contra este constipado declarado.

A pesar de los modernos avances médicos, y tal como demuestran diversos análisis, las medicinas contra los rinovirus se muestran muy limitadas. Usted puede combatir el constipado con la fuerza del limón y eliminarlo tan rápido como si hubiera tomado cualquier medicamento. Y eso de una manera de lo más natural, sin suministrar al organismo ningún elemento químico.

El limón actúa en dos frentes contra el constipado:

❑ Una vez dentro, suministra a las células defensivas la gran cantidad de vitamina C que necesitan para su trabajo.

❑ En el exterior, sus facultades antivíricas luchan directamente contra los invasores en la superficie de las mucosas nasales y del cuello.

Una cura de limón

Para la recuperación de las defensas siga, cuando empiece a detectar posibles síntomas de constipado, una cura de choque con limón para fortalecer sus defensas y así no dar a los gérmenes ninguna opción de multiplicarse. Beba cada dos horas el zumo de un limón recién exprimido en un vaso de agua tibia. El efecto revitalizador de esta bebida en sus defensas puede ser mayor si le añadimos una cucharada sopera de vinagre de limón en dos de las tomas diarias. Si su gusto es para usted demasiado ácido, póngale una cucharada de miel.

Gárgaras con limón contra el dolor de cuello:

Añada el zumo de un limón y una cucharilla de té con sal a un cuarto de litro de agua tibia. Haga gárgaras con esta solución tres veces al día durante un minuto. El escozor de los primeros momentos desaparece de inmediato.

Caramelos de aceite de limón para el cuello:

Restriegue con presión un terrón de azúcar sobre la piel externa de un limón sin tratar. El aceite esencial de la piel empapa el azúcar. Vaya lamiendo durante el día este y otros terrones.

Lavado nasal con zumo de limón:

El lavado nasal con limón elimina los virus del constipado, procura que la mucosa nasal tenga los minerales más esenciales y la mantiene un poco húmeda. La nariz tapada se libera y usted puede respirar con normalidad. Ponga en un vaso de agua tibia una cucharada sopera del zumo de un limón recién exprimido y una puntita de sal. Acerque el vaso a uno de los orificios nasales y cierre el otro con un dedo. Aspire con fuerza el agua salada por el agujero abierto, manténgala y luego expúlsela; después repita la operación con el otro orificio. Aunque al principio es algo molesto, porque entra algo por la nariz, pronto se habitúa y se nota una mejoría.

> ➡ En tiempos remotos, cuando no existían los actuales vaporizadores nasales, se procedía al lavado de la nariz; según análisis recientes, el uso que se hacía a largo plazo de algunos de estos métodos podía ocasionar daños en las mucosas nasales. Actualmente se ha recuperado este proceso y su uso continuado durante mucho tiempo ya no tiene consecuencias ni produce lesiones en la mucosa.

Envolver las pantorrillas con limón para reducir la fiebre: La envoltura de las pantorrillas es un método de resultado comprobado para reducir la fiebre. Su efecto se potencia si se añade una solución de ocho gotas de aceite de limón mezcladas con una cucharada sopera de nata en medio litro de agua fría. Remuévala muy bien e impregne con ella la tela, desdóblela y envuelva con ella la pantorrilla. Cubra el envoltorio con una toalla de mano o con dos toallas pequeñas. Sáquelo todo después de cinco minutos. Esta operación debe efectuarse en las dos pantorrillas y debe hacerse por lo menos tres veces al día hasta que la fiebre remita.

Derrames

Los derrames son las venitas reventadas que aparecen en una de cada dos mujeres de unos veinte años. Los hombres, aunque menos también pueden tenerlos. De hecho, su escasa gravedad hace que los derrames sean más un problema estético que de salud.

Se trata de venas pequeñas de la superficie cutánea que se han dilatado y que aparecen generalmente visibles como pequeños hilitos azules en las mejillas, en la nariz y en los muslos y piernas.

Las causas de su aparición no están todavía muy claras; se cree que pueden deberse a cierta predisposición, al exagerado consumo de alcohol, a los largos y abundantes baños de sol o a la toma de la pastilla anticonceptiva.

Masaje con aceite de limón:

El aceite de limón tiene propiedades que fortalecen los vasos sanguíneos y tiene también su efecto sobre las paredes de las venas dilatadas. Tome usted dos o tres veces al día unas cuantas gotas de aceite de limón mezcladas con una gota de aceite de jojoba, aguacate y almendra; empape una tela y masajee la parte afectada.

> ➡ Los aceites de ciprés y de limón son posibles aditamentos para los baños parciales. Solo cuando las piernas se ven afectadas por los derrames, la dosis debe ser menor.

Un baño regenerador de vasos sanguíneos con aceite de limón: En una bañera con agua a 30-34 grados de temperatura vierta una mezcla de ocho gotas de aceite de limón, cuatro de aceite de ciprés y una cucharada sopera de nata o miel bien removida. Báñese en ella durante unos 20 minutos. Una vez fuera séquese tamponando suavemente los derrames. Tenga usted presente que el agua no debe estar a más de 34 grados, ya que entonces las venitas se dilatarían.

Diarrea

La diarrea no es más que una infección intestinal generalmente ocasionada por bacterias más que por virus, aunque en ocasiones puedan ser ambos los causantes. La reacción corporal ante esta agresión es la diarrea.

Zumo de limón:

En estas condiciones se recomienda beber de tres a cinco veces al día el zumo de un limón recién exprimido en un gran vaso de agua; de esta manera eliminará los gérmenes causantes. Estos gérmenes pueden encontrarse en el agua del grifo, por lo que es preferible hervirla y después dejarla enfriar.

Dolor de cabeza

Los dolores de cabeza son en nuestros días una de las enfermedades más comunes: cerca de la mitad de la población sufre alguna vez sus consecuencias. Existen unos doscientos tipos diferentes de dolor de cabeza cuyos síntomas son más o menos conocidos. La Sociedad Internacional del Dolor de Cabeza los distribuye en tres clases:

- Los debidos a la tensión, incluida la muscular, afectan sobre todo a la cabeza y a la nuca y se inician generalmente detrás de la frente y de los temporales. Suelen ser provocados por el estrés, por problemas psicológicos y por una mala postura.

- Los debidos a la concentración se dan principalmente en hombres propensos a estar solos días y meses. Esta dolencia ocupa una mitad de la cabeza y, a diferencia de las migrañas, se muestra como un dolor punzante y de tirantez. Existen muchos medicamentos desaconsejables contra el dolor de cabeza.

- Y el dolor latente y pulsante de las migrañas, un dolor de cabeza que puede durar de unos minutos a unos días. Durante el ataque se dañan la mielina y por ende los vasos cerebrales; se producen entonces una irritación dolorosa, náuseas y problemas neurológicos como la aparición de líneas en zigzag o el titilar del campo visual.

Café con limón:

Vierta el zumo de un limón recién exprimido en una taza de café, mézclelo y bébalo sin leche ni azúcar. Según sea la necesidad, dependiendo de si el dolor remite o no, se pueden beber hasta tres tazas al día.

Pieles de limón:

Pele un limón de buen tamaño y sin tratar. Su piel puede servir de dos formas diferentes contra el dolor de cabeza:

- ❏ Dóblela ligeramente con los dedos tensando la parte exterior. Friéguese con esta y sin mucha presión sus temporales para que el aceite esencial de la piel del limón vaya penetrando en la suya.
- ❏ Extraiga de la piel del limón su piel blanca y presione sus temporales con la parte interior; al principio notará un leve escozor, pero hará que el dolor se le vaya de inmediato.

Mezcla con aceite de limón:

Mezcle 100 mililitros de aceite de jojoba con 20 gotas de aceite de limón, 10 de aceite de manzanilla y de lavanda, y 6 de romero. Hágase un masaje en los temporales y en la nuca con unas gotas de esta solución.

Eccemas

Los eccemas (inflamaciones cutáneas) pueden ser producto de reacciones alérgicas, por ejemplo, a un alimento o a algún medicamento, pero también a otros factores externos como elementos químicos, productos de limpieza y otros. Los médicos de la Clínica Dermatológica de Innsbruck han llegado a la conclusión de que incluso los detergentes de lavar los platos pueden dar lugar a erupciones en la piel. Una cucharilla de té llena de detergente disuelta en 10 litros de agua (tal fue la prueba) puede ser un intento de comprobación.

Los eccemas empiezan mayoritariamente con un picor intenso en una región de la piel y su posterior enrojecimiento. Más tarde se forman pequeñas ampollas que exudan y luego se secan y se encostran.

Envolturas con aceite de limón:

Vierta ocho gotas de aceite de limón en un cuarto de litro de agua tibia, hasta producir una emulsión, y añádale una cucharada de miel líquida. La miel tiene también un efecto antiinflamatorio que refuerzo la capacidad curativo del limón. Empape con esta mezcla una tela, envuelva con ella la zona de los eccemas y manténgala así durante unos veinte minutos. Repita esta operación dos o tres veces al día. Estos vendajes actúan, por una parte, contra la inflamación de la piel y, por otra, alivian rápidamente el picor atroz.

> ➠ Para estimular el proceso curativo y la regeneración de la piel en los eccemas, puede usted aplicarse después del tratamiento unas gotas de aceite de onagra.

Taponamiento con zumo de limón:

El zumo de limón puro interviene en esta curación rápida de las erupciones cutáneas leves. Ponga simplemente un par de gotas sobre el eccema y tápelo; en los primeros momentos notará un leve escozor.

Falta de concentración

La falta de concentración es un síntoma típico de nuestro agitado estilo de vida. A menudo incluso los niños padecen otras molestias como la inquietud nerviosa, el insomnio, la falta de memoria o la dificultad de aprender. Los motivos más comunes para la falta de concentración son el estrés, las preocupaciones en el ámbito laboral o privado o problemas anímicos.

Las propiedades psicoemocionales del aceite de limón ayudan a superar la falta de concentración y en general todo bajo rendimiento, incluidos el agotamiento y el ánimo depresivo. Además este aceite estimula la actividad cerebral.

Lámpara olorosa con aceite de limón:

Ponga cinco gotas de aceite de limón en una lámpara olorosa llena de agua. Al respirar, casi sin percatarse, su aroma en el ambiente, notará cómo desaparece su intranquilidad.

Aromaterapia para niños:

Mezcle tres gotas de aceite de limón con otras tres de aceite de ciprés y vierta el resultado en una lámpara olorosa llena de agua.

Humidificación del aire con aceite de limón:

Durante el invierno, cuando tenga encendida la calefacción, ponga sobre el radiador un pequeño recipiente con agua al que haya añadido cinco gotas de aceite de limón.

Limón en un atomizador oloroso:

Mezcle medio litro de agua con quince gotas de aceite de limón, introduzca la solución en un atomizador y vaporice el aire de la habitación. ¡Tenga cuidado con las manchas, procure que no caiga ni una gota en los muebles!

Fiebre del heno

Muchas personas sufren alergias; de ellas, la mayoría padece la fiebre del heno. Cuando en primavera y en verano florecen los árboles, los arbustos y la hierba, a estos pacientes les moquea la nariz y les escuecen y pican los ojos.

El causante de este malestar es el polen, unas moléculas corpóreas (los alérgenos) que de hecho son del todo inofensivas. Nuestro sistema inmunológico se ocupa de ellos fácilmente con una conducción equívoca, en la que aumenta la creación de anticuerpos. Con este exceso de ataques defensivos interviene un mayor reparto de histamina que favorece la aparición de los síntomas típicos de la fiebre del heno.

> Muchos alérgicos sufren en la estación de la fiebre del heno de rugosidades en la piel de los codos. Una solución fácil es partir un limón y exprimirlo de tal manera que quede en él una cavidad que se pondrá en el codo como un sombrerito durante diez minutos. Esta operación se repite varias veces hasta observar que la piel recupera su aspecto normal.

En todas las partes del limón se puede encontrar quercitina, pero sobre todo se halla en la piel blanca que separa la piel y la pulpa. Nuestro cuerpo acepta esta sustancia y crea más a partir de ella con la misión de actuar como antihistamínico que se reparte por todo el cuerpo y sofoca la histamina.

Aunque la quercetina no elimine las molestias de la fiebre del heno, proporciona por lo menos un gran alivio.

Puro limón:

Pele usted un limón con cuidado para no quitar demasiada piel blanca a la pulpa. Empiece a comer dos veces diarias un limón pelado tres semanas antes de que empiece la estación de su alergia. Si la fiebre del heno no remite, puede usted aumentar la ración.

Añadiendo al limón una o dos cucharadas de miel se refuerza su efecto antialérgico y su alto contenido en azúcar endulza su sabor tan ácido.

Gota

Los ataques de gota son muy comunes; en ellos se empieza con dolor en las articulaciones y puede llegarse a los llamados nódulos gotosos. La gota es una enfermedad metabólica hereditaria. Todavía no se sabe muy bien la causa de su aparición, solo se sabe que los dolores empiezan cuando aumenta el nivel de ácido úrico. Una cantidad excesiva de este ácido en la sangre favorece la creación de cristales que se depositan en las articulaciones, y son sus afilados vértices los que con el movimiento inflaman y causan dolor en la endodermis y en los cartílagos.

Entre el sesenta y el setenta por ciento de los afectados sufren el primer ataque por sorpresa con un intensísimo dolor en la articulación del dedo gordo de un pie. La piel de esta extremidad se tensa tanto que cualquier movimiento produce

Limón en un atomizador oloroso:

Mezcle medio litro de agua con quince gotas de aceite de limón, introduzca la solución en un atomizador y vaporice el aire de la habitación. ¡Tenga cuidado con las manchas, procure que no caiga ni una gota en los muebles!

Fiebre del heno

Muchas personas sufren alergias; de ellas, la mayoría padece la fiebre del heno. Cuando en primavera y en verano florecen los árboles, los arbustos y la hierba, a estos pacientes les moquea la nariz y les escuecen y pican los ojos.

El causante de este malestar es el polen, unas moléculas corpóreas (los alérgenos) que de hecho son del todo inofensivas. Nuestro sistema inmunológico se ocupa de ellos fácilmente con una conducción equívoca, en la que aumenta la creación de anticuerpos. Con este exceso de ataques defensivos interviene un mayor reparto de histamina que favorece la aparición de los síntomas típicos de la fiebre del heno.

➡ Muchos alérgicos sufren en la estación de la fiebre del heno de rugosidades en la piel de los codos. Una solución fácil es partir un límón y exprimirlo de tal manera que quede en él una cavidad que se pondrá en el codo como un sombrerito durante diez minutos. Esta operación se repite varias veces hasta observar que la piel recupera su aspecto normal.

En todas las partes del limón se puede encontrar quercitina, pero sobre todo se halla en la piel blanca que separa la piel y la pulpa. Nuestro cuerpo acepta esta sustancia y crea más a partir de ella con la misión de actuar como antihistamínico que se reparte por todo el cuerpo y sofoca la histamina.

Aunque la quercetina no elimine las molestias de la fiebre del heno, proporciona por lo menos un gran alivio.

Puro limón:

Pele usted un limón con cuidado para no quitar demasiada piel blanca a la pulpa. Empiece a comer dos veces diarias un limón pelado tres semanas antes de que empiece la estación de su alergia. Si la fiebre del heno no remite, puede usted aumentar la ración.

Añadiendo al limón una o dos cucharadas de miel se refuerza su efecto antialérgico y su alto contenido en azúcar endulza su sabor tan ácido.

Gota

Los ataques de gota son muy comunes; en ellos se empieza con dolor en las articulaciones y puede llegarse a los llamados nódulos gotosos. La gota es una enfermedad metabólica hereditaria. Todavía no se sabe muy bien la causa de su aparición, solo se sabe que los dolores empiezan cuando aumenta el nivel de ácido úrico. Una cantidad excesiva de este ácido en la sangre favorece la creación de cristales que se depositan en las articulaciones, y son sus afilados vértices los que con el movimiento inflaman y causan dolor en la endodermis y en los cartílagos.

Entre el sesenta y el setenta por ciento de los afectados sufren el primer ataque por sorpresa con un intensísimo dolor en la articulación del dedo gordo de un pie. La piel de esta extremidad se tensa tanto que cualquier movimiento produce un dolor muy agudo, se enrojece mucho y aún es posible que aparezca la fiebre.

La culpa de este aumento puede deberse a:

❏ Una mermada función renal: La capacidad de los riñones para eliminar ácido úrico se ve reducida debido quizá al aumento del consumo de alcohol. De la descomposición del alcohol surge ácido láctico que inhibe la expulsión de aquel. Lo mismo puede pasar con exageradas curas de hambre o de ayuno, que provocan una mayor concentración de ácido úrico en el intestino.

❏ Medicamentos: Los medicamentos para la evacuación de agua, como por ejemplo los que toman los enfermos del corazón, la insulina, varios antibióticos, medicamentos antirreumáticos o una sobredosis de preparados con vitamina B, pueden dar lugar a un reflejo de ácido úrico.

> ➡ La ya de por sí dolorosa gota puede conllevar otras enfermedades como la diabetes mellitus, la alta presión sanguínea, daños en los riñones o piedras vesiculares. Por eso deben tomarse desde el primer momento medidas contra la gota.

❏ Mala alimentación: diversos alimentos que contienen mucha purina, como por ejemplo algunos pescados, algunas legumbres secas y levaduras acidulantes, se cuentan entre los causantes de la gota. La purina es una sustancia albuminosa que se convierte en ácido úrico durante la digestión. En este proceso se da una mayor concentración de ácidos, ya que los riñones no tienen tiempo suficiente para su expulsión.

Lo primero a tener en cuenta es que se deben consumir alimentos sin purina que frenen la fabricación de ácido úrico. Los enfermos de gota no deben comer los siguientes productos (han de poner a menudo en la mesa un plato con limón):

- Carne: extractos de carne, despojos, carne de cordero y tocino.
- Ave: pavo y pato.
- Pescado: sardina, salmón, caballa, trucha, bacalao o arenque.
- Verduras y hortalizas: guisantes, judías, lentejas y espárragos.
- Productos fermentados: cerveza y productos de panadería.

Zumo de limón:

Para la mejor prevención contra los ataques de gota es aconsejable beber zumo de limón, pues estimula la formación de carbonato cálcico, una sustancia que neutraliza los ácidos del organismo, entre ellos el ácido úrico responsable de la gota. Beba, después de cada comida, el zumo de un limón recién exprimido en un vaso de agua tibia.

Para una efectiva prevención de la gota es recomendable consumir productos lácteos poco grasos, carne con poca grasa, mucha fruta fresca y verdura, pastas alimenticias, patatas y sobre todo muchos líquidos como zumos, café o té.

Gripe

La «verdadera» y extrema peligrosidad de la gripe viene dada por un virus causante de importantes infecciones en los conductos respiratorios. Las personas con unas defensas débiles pueden incluso llegar a morir. Las consecuencias de la gripe pueden ser pulmonía, bronquitis, otitis o arritmia cardíaca, enfermedades causadas a su vez por otro tipo de gérmenes que atacan al organismo ya debilitado por el virus gripal. Estas segundas infecciones suponen riesgo de muerte en niños de muy corta edad y en ancianos enfermos.

Los medicamentos apenas tienen efecto contra estos virus; la única solución es prevenir su ataque otoñal con una vacuna. Sus continuos cambios de aspecto hacen que una vacuna protectora a la que se suponía garante de inmunidad resulte ineficaz, por lo que cada año han de renovarse sus ingredientes.

Si no se toma la inyección y padece la enfermedad, es imprescindible acudir al médico en busca de un tratamiento. Intentar procurarse una autoterapia ya no ayudará, y cuanto más tarde adopte un tratamiento adecuado, más peligrosa será.

El limón, que gracias a su vitamina C fortalece en gran medida las defensas, puede ser un buen apoyo del tratamiento médico. Es recomendable, pues, seguir un tratamiento de choque como el expresado en páginas anteriores contra el constipado.

Halitosis (mal aliento)

Aproximadamente el 20% de las personas sufre de mal aliento, causado posiblemente por cambios en el espacio bucal o en el estómago. Si este dura mucho tiempo, es aconsejable consultar al médico por si se trata de algún trastorno en el organismo. Muy a menudo se trata de defectos dentales.

Los limones ayudan contra este síntoma cuando está provocado por el alcohol, el tabaco, la falta de autodepuración de la faringe o por el consumo de ciertas especias y la consecuente elaboración de saliva.

Limpieza bucal:

Límpiese varias veces al día y a conciencia la cavidad bucal con el zumo de un limón recién exprimido en un vaso de agua tibia.

Rodajas de puro limón:

Masque de vez en cuando una rodaja de limón después de las comidas.

Hemorragias nasales

Generalmente, las hemorragias nasales son inofensivas, están causadas por una pequeña herida en una zona repleta de pequeños vasos en la parte delantera de la nariz. Un golpe, un gran estornudo o un intenso hurgar en ella son las causas más probables.

Es recomendable consultar al médico si la nariz sangra con frecuencia ya que puede ser indicio de algún daño más serio como alguna enfermedad sanguínea, presión alta de la sangre, dolencias hepáticas, tumores o lesiones en los vasos sanguíneos.

> Las hemorragias nasales desaparecen cuando uno se aprieta fuertemente con los dedos las aletas nasales y respira entre tanto por la boca.

Taponar:

Exprima un limón fresco, empape la punta de un algodón e introdúzcaselo en la parte delantera de la nariz, tocando la pared interior. La cabeza debe estar ligeramente inclinada hacia delante para que así la sangre no entre en la faringe. Además se puede poner una compresa fría en la nuca y en la frente. El limón tiene también propiedades de contracción que unen de nuevo las paredes del vaso afectado, la herida se cierra y la hemorragia se para.

El limón para la hemorragia

Las hemorragias nasales causadas por pequeños cortes o heridas pueden tratarse con limón. Vierta unas gotas de zumo de limón en la herida para desinfectarla y parar la hemorragia.

Herpes

El herpes está provocado por un virus cuyo contacto suele tener su éxito en los cinco primeros años de vida. Este virus permanece toda la vida en el organismo dormitando la mayor parte del tiempo. Hasta hoy no se ha descubierto ningún medicamento capaz de eliminarlo o alejarlo, y es cuando despierta cuando empiezan a notarse los síntomas de la enfermedad. Los factores que pueden provocar este despertar son el estrés tanto anímico como físico y sus consecuencias como la fiebre, la menstruación, heridas, infecciones o una fuerte exposición a los rayos ultravioleta.

La enfermedad en sí sigue los siguientes pasos: primero aparece en el labio una sensación de tirantez unida a picores y escozores; esta situación evoluciona lentamente hacia una inflamación que provoca la aparición de las primeras ampollas, que una vez encostradas tardarán en curarse entre una y das semanas.

> El virus del herpes es de unas diez a cien veces más pequeño que las bacterias y se introduce en las células de nuestro cuerpo sin que éste apenas lo note. En su interior cambia su metabolismo y se multiplica hasta que al final logra destruir la célula acogedora que se abre y facilita la libre expansión del nuevo virus dispuesto a entrar en otras células.

Tamponar con aceite de limón:

De nuevo, las propiedades antivíricas del limón actuarán para dar el golpe de gracia a estos virus. Para ello, ponga una gota de aceite puro de limón en un algodoncito y tampone con él las ampollas. Tenga en cuenta que no debe frotar, sino solo tamponar, porque al frotar expandiría los nuevos virus que contengan.

El virus del herpes está muy extendido por Europa central; más del 90% sufre esta enfermedad, lo que no significa que cada persona sea propensa a padecería.

Si al mismo tiempo que lo anterior adopta medidas para fortalecer sus defensas, el virus del herpes se encontrará con un sistema inmunológico en plenas facultades y no tendrá ninguna posibilidad de desarrollo.

Osteoporosis

La osteoporosis es la enfermedad ósea más común en los adultos. Aparece en las personas mayores de 60 años y sobre todo en las mujeres: la estadística dice que una de cada tres mujeres la padece. Lo malo es que siempre aparece de modo furtivo. Al principio apenas se nota nada hasta que de repente comienzan unos atroces dolores en la columna. La causa de estos dolores es la descomposición del tejido óseo.

A partir de los 40 años, los huesos pierden anualmente un 1,5% de su sustancia; en números redondos a los 70 han perdido un tercio de la masa ósea. Las mujeres son las más afectadas, ya que su organismo pierde durante la menopausia gran cantidad de estrógeno fundamentales para la construcción de los huesos. Si aún a esto se añade falta de calcio, las consecuencias pueden ser exageradas. El cuerpo necesita urgentemente calcificarse para recuperar y conservar sustancia ósea. El organismo necesita más o menos un kilo de calcio.

El calcio no es solo una sustancia esencial para los huesos; su falta afecta también a otros procesos que no se deben refrenar:

Prevención a tiempo de la osteoporosis:

❏ Debido a que el organismo necesita indefectiblemente calcio para poder formar masa ósea, es recomendable comer alimentos ricos en esta sustancia como productos lácteos, pescado, verdura de temporada, sal marina y col fresca. Los fosfatos y otros productos ricos en ácido oxálico como carne, refrescos de cola, espinacas, ruibarbo y tomates, deben ser consumidos con precaución ya que inhiben la asimilación de calcio por el intestino.

❏ Limite usted el consumo de alcohol y nicotina, pues un consumo exagerado puede causar daños al esqueleto.

❏ Tenga presente que el movimiento y la gimnasia estimulan la formación de sustancia ósea.

> ➡ El paciente de osteoporosis debe ejercitar fundamentalmente la columna vertebral; pero también es importante que no cargue con mucho peso, que durante el trabajo descanse la parte de la nuca y de la espalda y que tenga además una cama rígida pero cómoda.

Cocinar con limón:

Puede aumentar el calcio de los alimentos que come usando el limón en su preparación, por ejemplo, vinagre de limón en las ensaladas.

Vingre de limón:

El ácido cítrico contribuye a la toma de calcio y con ello mejora el organismo y a prevenir la osteoporosis. En el vinagre de limón se concentran el calcio y el ácido cítrico para la formación de huesos y de su sustancia. Bébase a diario antes del desayuno y de la cena un vaso de agua caliente con el zumo de un limón recién exprimido.

Si desea endulzarlo con una cucharada de miel aumentará en gran medida su contenido en calcio. Las personas que no soportan los productos lácteos y que tienen falta de lactosa o una alergia a este alimento, deben tomar en cada comida el zumo de un limón para mejorar su limitada adquisición de calcio.

Parodontosis

La parodontosis se caracteriza primeramente por el enrojecimiento de las encías y la inflamación de los alvéolos dentales y de las propias encías; cuando la parodontosis va más allá, las encías empiezan a doler y a sangrar con el cepillado de los dientes.

Los restos de azúcar y de carbohidratos que después de cada comida quedan entre los dientes son para las bacterias un excelente caldo de cultivo donde se multiplican y forman el sarro. Al principio de esta invasión, a los pocos días, este se endurece debido a ciertas sustancias salivares. Las encías se hinchan y se desprenden del cuello del diente.

En este estado dental penetran de nuevo las bacterias causantes de la enfermedad, reaparece la inflamación, ahora más profunda, que avanza y expulsa a la encía aún más atrás. Al final de esta evolución la encía está tan apartada que el diente ya no tiene sujeción, empieza a moverse y a la larga se cae.

Enjuague:

Añada a un vaso de agua tibia el zumo recién exprimido de un limón. Tome un sorbo y enjuáguese la boca, los dientes, el espacio interdental y toda la cavidad por lo menos durante un minuto. El zumo de limón mata las bacterias ya que su ácido disuelve la placa y asegura la encía. Es preferible hacerlo después de lavarse los dientes. El esmalte dental se ve protegido por el manto protector de ácidos que le brindan el cepillado y la pasta, por lo que el ácido cítrico les resulta inofensivo.

Picaduras de insectos

Los mosquitos y tábanos aparecen con los primeros calores para chupar la sangre humana. Su picadura es de por sí molesta, pero aún lo es más si, como ocurre la mayoría de las veces, se sufre durante días el escozor de la picadura enrojecida. El motivo de este picor es una pequeña inflamación resultado de haber entrado por ahí cuerpos extraños o sustancias químicas. Las picaduras más dolorosas son las de las abejas y avispas, que inyectan su veneno directamente del aguijón a la piel. Las velas olorosas con aceite de limón ayudan a alejar tanto en casa como en la terraza a los mosquitos. Son fáciles de hacer juntando restos de cera y mojándolos con unas gotas de aceite de limón. Se debe guardar la cera líquida en un tiesto pequeño, de donde se volverá a extraer con la ayuda de un cuchillo. El agujero en el tiesto ha de taparse previamente con un tapón de corcho.

Medidas urgentes:

Si el aguijón del bicho permanece todavía dentro, sáquelo con unas pinzas. Haga una mezcla con una o dos gotas de aceite de limón y una cucharilla de té con miel y aplíquesela en la piel alrededor de la picadura: notará alivio. Ponga luego un chorrito de vinagre de limón en un vaso de agua, humedezca un trapo y póngalo sobre la picadura.

Medidas protectoras:

Añada 20 gotas de aceite de limón a un cuarto de litro de agua y déjelo al aire libre; notará su agradable olor y su efecto refrescante además de ver cómo aleja a los mosquitos y otros chupadores de sangre.

Es también muy eficaz empapar con ello una torunda de algodón y ponerla por la noche junto a la cama, o también presionar una piel de limón sobre su piel para que vaya vertiendo sobre esta el aceite que contiene.

> ➥ Los insectos se mueven atraídos por el olor: el sudor, el perfume, los protectores solares, los fijadores de pelo o los olores de la comida. Los alérgicos deben evitar vestirse con colores chillones e ir descalzos sobre la hierba.

Si usted se sienta por la noche al aire libre, podrá ahuyentar los mosquitos si pone olor a limón en algunas zonas de su piel. Paro ello vierta 10 gotas de aceite de limón en 50 mililitros de germen de trigo o de aceite de girasol, y dese a continuación unas friegas.

Presión alta (Hipertensión)

Más de una de cada tres mujeres y casi uno de cada dos hombres mayores de 40 años sufren de hipertonía, una peligrosa bomba de relojería que con el tiempo puede dar lugar a infartos de miocardio o a ataques de apoplejía. La causa más común de esta presión alta es la arteriosclerosis, un estrechamiento de las venas provocado por sedimentos en las paredes de los vasos sanguíneos, pero también se debe contar con otras causas como enfermedades renales, cardíacas, adenopatía e incluso efectos secundarios de algunos medicamentos.

Todas estas posibles causas se unen en un 5% de todos los pacientes de esta dolencia. Casi el 95% de los pacientes analizados desconoce la causa; en estos casos, los médicos hablan de alta presión esencial, pues los motivos exactos quedan sumidos en lo desconocido.

> ➡ La presión alta de la sangre debe ser controlada continuamente. No deje de medir su presión aun usando medios caseros. Algunos medicamentos son muy útiles en esta situación.

Leche con limón:

Mezcle un litro de leche con tres dientes de ajo trinchado y una cebolla picada. Caliente la leche lentamente hasta que hierva y déjela enfriar durante cinco minutos. Una vez enfriada, añada el zumo recién exprimido de tres limones y bébase en pequeñas dosis a lo largo del día.

Vinagre de limón, miel y agua:

Añada a un vaso de agua tibia dos cucharadas soperas de vinagre de limón y el zumo recién exprimido de dos limones; diluya también una cucharada sopera de miel, que es un producto rico en magnesio capaz de agrandar los vasos sanguíneos y así reducir la presión sanguínea. Bébase un vaso ordenadamente por mucho tiempo cada mañana antes del desayuno y cada noche antes de ir a dormir.

> Cada vez más, el mejor remedio casero para reducir la presión alta es una semana fuera de casa. El día del viaje coma arroz hervido en agua con unas gotas de zumo de limón y trozos de manzana, y bajo ningún concepto tome sal, pues perjudicaría el proceso de drenaje.

Hojas de olivo, espino blanco, té y zumo de limón:

Las hojas de olivo y el espino blanco contienen sustancias colorantes (flavonoides) efectivas contra la presión alta y que combinan a la perfección con la fuerza del limón en un té.

La base para un té consiste en combinar dos partes de hojas de olivo y una de hojas de espino blanco; ponga una cuchara sopera de esta mezcla en agua hirviendo. Deje reposar el té durante diez minutos para que se entibie y añada entonces el zumo de dos limones recién exprimidos. Bébase una taza a diario de este té; mejor si lo hace por la noche antes de ir a dormir. Esta acción debe durar algo más de tres semanas para notar una mejora en su presión sanguínea.

Muesli de trigo sarraceno con zumo de limón:

Mezcle una pizca de sal, un cuarto de litro de agua, 250 g de trigo sarraceno, tres cucharadas soperas de pasas, dos de miel, cuatro de nata y un limón. Ponga a hervir el agua y déjela hervir, añada el trigo sarraceno, remuévalo y déjelo calentar a fuego lento hasta convertirse en un puré. Después de enfriarlo añada las pasas, la miel y la nata. Exprima el limón y vierta por último su zumo sobre el muesli. Cuando se lo coma puede acompañarlo con la tostada del desayuno o con el trozo de pastel de media tarde.

Quemaduras solares

Permanecer mucho tiempo bajo la influencia de los rayos solares, en especial de los ultravioleta, provoca quemaduras en las capas superiores de la piel. Se destruyen algunas células, la piel se quema y enrojece. Cuanto más graves sean las quemaduras, más ampollas aparecen y con ellas uno se pela. En estos casos, el daño que sufre la piel es mayor del que se ve a simple vista. La reiteración de estas quemaduras comporta correr un mayor riesgo de contraer cáncer de piel.

El lavado:

Lávese con agua limonada fría. Para ello añada el zumo de tres limones recién exprimidos a medio litro de agua fría y lávese cuidadosamente aquella piel quemada. La limonada refresca, desinfecta y ayuda a la regeneración de la piel.

> ➡ Gracias a nuevos hallazgos se pueden fabricar nuevas cremas con una cantidad superior de vitamina C y E, que protegen de los rayos solares. Diversas pruebas efectuadas con voluntarios han servido para ver que después de una semana de sol estos permanecen sin quemaduras. Y es que es indispensable disponer de una crema solar efectiva.

El paquete de limón, queso fresco y miel:

Después de lavarse con limonada, ponga encima de a las quemaduras un paquetito con 250 gramos de queso fresco, dos cucharadas soperas de miel líquida y una de zumo de limón. Remuévalo todo a conciencia y ponga el puré resultante sobre las quemaduras. Pasados 15 minutos, aclárelas con agua.

Aceite para piel sobre las ampollas:

Se deben prevenir con la siguiente mezcla las ampollas que surgen en las quemaduras de primer grado ya que alivia el dolor y ayuda al proceso de curación. Mezcle para conseguirla veinte gotas de aceite de onagra con otras treinta de aceite de limón y ponga unas gotas tantas veces como sea necesario durante el día en la región afectada.

Resaca

Dolor de cabeza, sentir la garganta seca, que todo da vueltas y va lento, como si el mundo se le viniera encima... Son las consecuencias de una noche loca, de aquellas que todo el mundo dice haber tenido. La resaca es producto del alcohol que transporta cada célula de la sangre, que cuando llega al cerebro tiene un desagradable efecto embriagador y desinhibidor.

Es lo mismo que si se hubiese tomado drogas; las células cerebrales sufren falta de oxígeno y causan deficiencias en el riego sanguíneo y, a la mañana siguiente, un zumbido en la cabeza.

Además, el alcohol agranda los vasos sanguíneos, por lo que los riñones deben expulsar más cantidad de líquidos; por eso se tiene después tanta sed. Tomar una cantidad desmesurada de alcohol puede dar lugar a falta de magnesio y en consecuencia a nerviosismo, temblor de las manos, calambres musculares, palpitaciones y deficiencias en el sueño.

Bebida contra la resaca por las mañanas:

Añada a medio litro de agua tibia el zumo recién exprimido de cuatro limones, tres cucharadas de vinagre de limón y un pellizco de sal. Bébase esta mezcla antes del desayuno, con el estómago vacío. Los ácidos del zumo de limón apoyan y estabilizan las funciones estomacales. El vinagre de limón es rico en sustancias minerales, entre ellas el magnesio; la sal aporta un incremento de fluidez en el cuerpo e impide que la resaca afecte directamente a los riñones.

Una resaca provoca no solo tristemente célebres dolores de cabeza sino que también daña la piel, de lo que se convencerá simplemente mirándose al espejo a la mañana siguiente.

Café con limón contra el dolor de cabeza:

Ponga café negro y fuerte en una taza y añádale el zumo de un limón; bébase sin endulzar y sin leche. En caso de necesidad, úselo tal como se describe en páginas anteriores sobre el dolor de cabeza.

Indicaciones para apoyar el efecto del limón:

Para resarcirse de una resaca lo mejor es tomar de vez en cuando y antes de ir a dormir bebidas isotónicas y mineralizadas como las que beben los deportistas u otras bebidas que contengan quinina o limón en una cantidad mínima de tres cuartos de litro. Otra opción es tomar o añadir dos cucharaditas de aceite de onagra para aliviar lo peor.

Un primer auxilio de urgencia es comer manzanas ácidas y crudas nada más levantarse y en ayunas. Mucho movimiento al aire libre estimula el riego sanguíneo y ayuda a eliminar sustancias dañinas, además de nivelar la falta de oxígeno en el cerebro.

Reúma

Casi trece millones de alemanes, por ejemplo, padecen dolencias reumáticas; de ellos, tres millones necesitan tratamiento médico constante. El reúma propiamente dicho no es ninguna enfermedad, sino un concepto pasado que se refiere a unas cuatrocientas enfermedades. En general, todas ellas se concentran en el aparato locomotor, producen dolor y limitan mucho la capacidad de movimiento.

Las formas más comunes de reúma son:

❑ Degenerativo: Se concentra en una única articulación sobrecargada; sus síntomas inducen a pensar en un gran desgaste, por ejemplo, en el lugar de trabajo. Este tipo afecta más o menos al 80% de todas las personas de más de 60 años. En él se encuentran, entre otros, la artrosis de la articulación y daños en el disco intervertebral y en las vértebras.

- **Inflamatorio:** Viene dado por la suma de errores del sistema inmunológico que atacan a las células del propio organismo. Atacan la piel interna de la articulación y causan inflamaciones destruyendo el tejido a largo plazo. A este tipo pertenecen diferentes formas de artritis, el Morbus Bechterew y la poliartritis crónica, en la que se ven afectadas diversas articulaciones.

- **Extraarticulatorio:** Aquí no se ven afectadas las articulaciones sino las "partes blandas": los músculos, los tendones, la bolsa sinovial, los ligamentos, los nervios o el tejido conjuntivo subcutáneo. Generalmente, la causa de este reúma crónico está en la excesiva y larga sobrecarga en estas partes que da lugar a calambres y rigidez. Un ejemplo típico: el brazo del tenista.

> ➦ Una de las muchas teorías sobre la aparición del reúma afirma que se debe a la excesiva cantidad de ácidos en el cuerpo, y si esta está especialmente dispuesta en las articulaciones y en las «partes blandas» del cuerpo, aparecen los dolores y los sufrimientos.

Masaje con aceite de limón:

Masajee mucho y todo el día la parte afectada con unas gotas de aceite de limón mezclado con una cucharada sopera de aceite de jojoba. Con ello se reduce la inflamación, se actúa contra los calambres y se calma el dolor.

Té curativo con limón:

La ulmaria (reina de los prados) es una planta rica en ácidos salicílicos como el salicilaldehído, y el metilsalicilato, pero también en taninos y el flavonoide spireaocida; todos juntos son efectivos contra el reúma. Vierta dos cucharillas de té de ulmaria en un cuarto de litro de agua hirviendo, después déjela reposar durante diez minutos. Una vez enfriada, sírvala en una taza y añádale el zumo de un limón recién exprimido. Bébase dos tazas al día o tres si el dolor es acuciante.

> ➡ El reúma con inflamación debe tratarse con tratamientos de calor; por eso los médicos recomiendan tomar baños calientes, totales o parciales, ya que el agua caliente alivia el dolor intenso.

Desacidificación con zumo de limón: Si el gusto es todavía muy ácido, recurra al zumo de limón, un buen desacidificador natural contra los dolores causados por el exceso de ácidos en el cuerpo. Bébase tres veces al día el zumo recién exprimido de un limón en un vaso de agua tibia, y doble la dosis, o sea, tómese tres veces diarias el zumo de dos limones, si el dolor es muy intenso.

Varices

Uno de cada cuatro hombres y dos de cada cuatro mujeres sufren esta dolencia. Casi uno de cada nueve adultos siente sus efectos: piernas más o menos hinchadas con sensación de tensión, hormigueo cuando se sienta o se estira, calambres nocturnos, tirantez y dolor. La causa de este trastorno es la deficiente circulación de retorno al corazón. Los calambres aparecen cuando este mecanismo ya no funciona, ya que en uno u otro punto las válvulas venosas son defectuosas o ya no cierran herméticamente. La sangre se acumula, permanece en las piernas y los vasos se hinchan, algo reconocible en el exterior por el grosor y las marcas azules. Junto a este feo aspecto, las varices dan lugar a otros problemas como la acumulación de agua en las piernas (edema), úlceras difíciles de curar o flebitis.

> ➡ Tengamos en cuenta que los derrames son un estado anterior al de las varices, pero ambas dolencias venales pueden predisponer un débil tejido conjuntivo.

Médicos especialistas en venas, los flebólogos, distinguen tres tipos diferentes de varices en las piernas:

- ❏ Las grandes venas gruesas que aparecen cuando el defecto de las otras venas se centra en la confluencia principal de la región inguinal. Toda la sangre de las piernas se acumula allí para pasar a la vena pelviana que va directa al corazón. Si la desembocadura de los vasos está enferma, puede ser que la sangre vuelva hacia abajo por las venas de las piernas, lo que provoca un estancamiento.

- ❏ Las varices laterales pueden aparecer en el muslo o en la pierna, dependiendo de si la sangre de la gran arteria gira hacia las venas que de allí se ramifican o no.

- ❏ El tipo más pequeño de varices son las perforantes, pequeños cruces entre las venas superficiales y las venas de las piernas que están más abajo y que apenas causan problemas.

Los factores de riesgo pueden ser diversos:

❏ Predisposición genética: La genética juega un papel muy importante en casi el 80% de los afectados por esta enfermedad; de todas maneras aquella no debe ser la única causa para su aparición. Cuanto más antiguo sea el factor de riesgo, mayor será el peligro de contraerla.

❏ Embarazo: El cambio hormonal que sufre el cuerpo de la mujer durante el embarazo debilita el tejido conjuntivo sobre el que, junto con sus venas, va a recaer cada vez más todo el peso del cada vez mayor útero. De todos modos, estas varices desaparecen al poco de haber nacido el bebé.

❏ Pastilla anticonceptiva: La conocida pastilla simula en las mujeres un permanente estado de embarazo y su cuerpo reacciona con un cambio hormonal muy semejante al de las mujeres en verdadero estado de buena esperanza y el consecuente debilitamiento del tejido conjuntivo.

❏ Falta de ejercicio: Las personas con un trabajo sedentario, o de poco movimiento aunque estén de pie, sufren a menudo de varices. Las venas de las piernas soportan la presión del chorro de sangre en el cuerpo y si no se reduce por medio del trabajo de bombeo que hacen los músculos, con el tiempo los vasos se dilatarán y motivarán que las válvulas venosas no puedan cerrarse herméticamente. Es entonces cuando aparecen sinuosidades y varices. Pero tampoco es bueno hacer mucho movimiento: los futbolistas y las bailarinas sufren también a menudo de esta enfermedad.

> Debido a que las paredes de las venas parten en su mayoría del tejido conjuntivo, una de cada tres embarazadas tiene problemas con las venas en los tres primeros meses.

El tratamiento a seguir con las varices es básicamente el mismo que se sigue con los derrames; tenga en cuenta que el masaje suave que se hace con aceite de limón debe practicarse de abajo arriba, es decir, de los pies al corazón. Existen además otras terapias con limón en las que el efecto fortalecedor de los vasos previene y a la vez trata, según se ha demostrado, las varices.

Masaje con una mezcla de aceite de limón:

Ponga a 50 mililitros de aceite de germen de trigo 6 gotas de aceite de limón y 2 de aceite de ciprés y de enebro. Haga usted cada día un masaje suave en las piernas con esta mezcla, siempre de abajo arriba, en dirección al corazón.

Envoltura con aceite de limón:

Vierta 5 gotas de aceite de limón en 1/4 de litro de agua tibia y añada una cucharada sopera de nata. Empape con ello una toalla y envuélvasela en la zona donde han aparecido las varices. Deje la envoltura por lo menos durante 15 minutos y tenga durante ese tiempo la pierna en alto. Esta acción debe llevarse a cabo por lo menos una vez al día.

Baño de piernas con aceite de limón:

Mezcle 6 gotas de aceite de limón, 2 de aceite de ciprés, 2 de aceite de enebro y otras 2 de aceite de romero con una cucharada sopera de miel. Vierta todo ello en una tina pequeña para bañarse las piernas en la que previamente haya vertido agua a 30-34 grados. Remuévalo bien y báñese las piernas durante 20 minutos una vez al día.

6. El limón y la cosmética natural

Las abundantes sustancias nutritivas y constituyentes del limón no deben usarse únicamente como remedios curativos caseros, sino también como elementos esenciales de la cosmética natural. Exponemos a continuación una serie de recetas fáciles, de uso cotidiano, adecuadas para el cuidado de la piel y del cabello, además de para solucionar pequeños problemas cosméticos. Pruebe usted cualquiera de ellas y encuentre aquel aceite corporal, aquella cura capilar o mezcla para el baño que mejor le vaya.

Tratamientos para la piel

El limón es un verdadero remedio milagroso para la piel: cremas y aceites de limón frenan el envejecimiento, reafirman, tensan, purifican y regeneran, todo de un modo lo más natural y con el fresco olor a limón. Por eso este fruto amarillo goza de especial predilección en el mundo de la industria cosmética: se utiliza en muchos de sus preparados. Con poca cantidad usted puede disfrutar de las sustancias efectivas y refrescantes del limón y hacerse en casa sus propios productos a un precio barato.

> El aceite de jojoba y de aguacate son especialmente beneficiosos para el cuidado de la piel, por lo que son aditivos recomendados para poner en preparados con aceites esenciales.

Aceites faciales y corporales

Aceite para el cuidado de la piel grasa

Ingredientes: 50 ml de aceite de jojoba exprimido en frío, 6 gotas de aceite de limón y 4 de aceite de ciprés.
Uso: Mezcle los tres aceites y dese masajes suaves con él cada mañana y cada noche en la piel.

Aceite de limón y de citronela

Ingredientes: 250 ml de aceite de jojoba, 250 ml de aceite de aguacate, 2 limones, 4 tallos de citronela, 2 cucharadas soperas de citronela seca (del herbolario), 1 botella de cristal oscuro que se pueda cerrar y 30 gotas de aceite de onagra.
Uso: Mezcle el aceite de jojoba con el de aguacate y añádale el zumo de un limón recién exprimido y su piel. Corte los trozos de citronela en trocitos de dos a tres centímetros y póngalos sobre una plancha de madera. Pique los cuatro tallos de citronela con algo duro hasta que salga zumo, por ejemplo con un trinchador de patatas. Entre tanto ya habrá salido el aceite esencial de citronela. Póngalo luego junto con los trocitos trinchados en la anterior mezcla de aceites.

Ponga la botella de pie, abierta y llena de aceite, al baño María –con el agua a unos 40-50 grados– durante 30 minutos y, una vez la haya sacado, póngala en un lugar a temperatura ambiente, donde permanecerá un mes para que las poderosas sustancias internas del limón y de la citronela se mezclen con las del aceite. Durante este mes usted deberá agitar suavemente la botella cada dos días.

Pasado el mes, verterá la mezcla de aceites sobre un trapo para filtrar así los trozos de citronela y de limón. Añada ahora el aceite de onagra y agite la mezcla con vigor. El aceite resultante podrá aplicarse en friegas para la revitalización y el cuidado de la piel.

Mascarillas y envolturas

Mascarilla de limón contra las arrugas

Ingredientes: 1 yema de huevo, 1 cucharada sopera de aceite de jojoba y 1 limón.

Uso: Bata la yema de huevo con el aceite de jojoba. Exprima el limón y añada el zumo a la mezcla. Expándala completamente por la zona de arrugas en la piel y manténgala durante 20 minutos, pasados los cuales se retirará con agua fría.

> ➠ El aceite de limón y de citronela o hierbalimón es muy recomendable para las friegas contra el lumbago, el reúma, los esguinces y las luxaciones. Usted puede aplicarse el aceite puro, es decir, sin aditivos como el aceite de onagra.

Cubrir con un trapo húmedo y caliente para la piel grasa
Ingredientes: ½ litro de agua, 5 gotas de aceite de limón y 1 cucharada sopera de nata.

Uso: Caliente el agua, mezcle bien revuelta la nata con el aceite de limón y añádala al agua. Empape usted un lienzo, escúrralo y póngaselo en la piel durante 15 minutos.

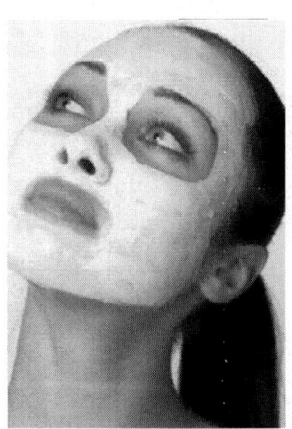

Envoltura con limón y queso fresco para la piel gastada

Ingredientes: 50 g de queso fresco graso, 5 gotas de aceite de limón, 2 cucharadas soperas de agua tibia y 1 cucharada de miel.

Uso: Vierta primero sobre el queso graso las cinco gotas de aceite de limón, luego el agua y al final la miel. Mézclelo todo a conciencia y póngaselo sobre la piel. Pasados diez o quince minutos de su efecto, puede quitárselo con agua caliente y tamponar la cara suavemente para secársela.

> Para la preparación de un tratamiento de belleza es imprescindible que todos los elementos sean frescos. ¡No acepte restos! Los ingredientes se pasan muy rápidamente e incluso la vitamina C del limón se ve muy rápidamente afectada por la luz y por el oxigeno del aire.

Mascarilla de plátano y limón contra lo piel seca

Ingredientes: Un plátano maduro, 3 gotas de aceite de limón, 1 dosificador de aceite de aguacate y de jojoba, 2 yemas de huevo y 2 limones.

Uso: Machaque el plátano y remuévalo junto con el aceite de limón, aguacate y jojoba además de las yemas de huevo hasta que se convierta todo en un puré. Ponga la masa sobre su piel y déjela actuar durante veinte minutos antes de quitársela lavándose con agua de limón, que conseguirá añadiendo el zumo de los dos limones a un litro de agua caliente.

Para limpiar y refrescar

Solución limpiadora de leche y limón

Ingredientes: Un limón, 100 ml de leche y 1 cucharada sopera de miel.

Uso: Exprima el limón, mezcle el zumo con la leche y la miel. Empape un algodón con esta solución y tampone suavemente su piel. Deje actuar esta mezcla de tres a cinco minutos antes de quitársela lavándose la cara con agua caliente.

Agua de limón contra las arrugas

Ingredientes: 1 dosificador de agua caliente.
Uso: Las pequeñas arrugas desaparecen dejando que la fuerza del limón actúe regularmente sobre su piel. Para ello exprima los limones y riegue con su zumo el agua. Remuévalo todo a conciencia y cubra sus arrugas a diario por la mañana y por la noche con una almohadilla empapada.

> ➡ La fuerza del limón actúa contra las molestas pecas y ayuda a que con el tiempo desaparezcan. Para ello debe tamponar regularmente su piel con zumo de limón.

Una solución de limón y coñac contra los granos y las espinillas

Ingredientes: Un limón y una cucharilla de té con coñac.
Uso: Exprima el limón y mezcle el zumo con el coñac. Tampone sus granos o espinillas muchas veces al día con un algodón impregnado en esta solución.

Una mezcla de limón, miel y agua contra la piel áspera

Ingredientes: Una cucharada sopera de miel, 5 de litros de agua y un limón.
Uso: Diluya la miel en el agua. Añada el zumo del limón y aplíquelo con un algodón a las zonas de la piel que

usted considere áspera. Por ejemplo, si la aspereza se localiza en las manos, haga un baño parcial con esta solución.

Tratamiento capilar

Utilice también la fuerza del limón para el tratamiento del cabello. Las sustancias internas del limón procuran un saludable cuero cabelludo y dan al cabello un brillo sedoso.

Champú de limón contra el cabello graso

Ingredientes: 5 cucharadillas de té con planta jabonera, 1/2 litro de agua, 1 limón, 2 yemas de huevo y 5 gotas de aceite de limón.

Uso: Eche la planta jabonera en agua y póngala a fuego lento. Una vez caliente, déjela reposar unos diez minutos para que tenga la temperatura corporal. Entre tanto puede usted exprimir el limón, batir la yema e introducirla junto con el zumo y el aceite de limón en la mezcla anterior ya enfriada. Lávese el pelo con ese champú para regular así no solo el contenido graso del cuero cabelludo, sino también para dar a su cabello un aroma fresco aroma a limón.

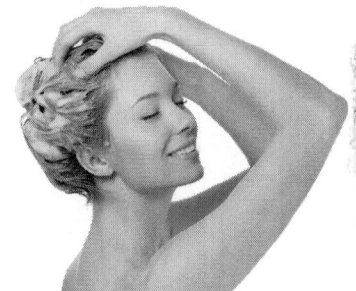

➡ El zumo de medio limón vertido en medio litro de agua da a su pelo más brillo y neutraliza los últimos restos de champú cuando se aclara la cabeza. El aclarado no ha de ser otro lavado.

Una cura de limón para el cabello sin brillo

Ingredientes: Un limón, ½ litro de agua y 2 cucharadas soperas de aceite de oliva.

Uso: Exprima el limón y vierta su zumo en el agua antes que el aceite de oliva. Caliente la mezcla hasta llegar a la temperatura corporal, mésese con ella los cabellos y envuélvaselos con una toalla. Quédese así durante 30 o 45 minutos antes de aclarárselos con agua clara.

Los baños

Los baños con limón son recomendables tanto para el cuerpo como para el espíritu: el olor del aceite esencial en el vapor de agua tiene el efecto de la aromaterapia en la esfera psicoemocional; las sustancias del limón como aditivo en el agua del baño cuidan y regeneran su piel. ¡Déjese usted mimar por los baños con limón proveniente de la madre naturaleza!

➥ El suero lácteo concentra todas las poderosas sustancias de la leche y está demostrado desde antiguo que es un gran embellecedor de la piel. Si usted no puede adquirirlo en su tienda, lo puede sustituir por suero de mantequilla.

Un baño con limón y suero lácteo

Ingredientes: 5 limones, 8 gotas de aceite de limón y 2 litros de suero lácteo.

Uso: Exprima los limones y vierta su zumo con el aceite

de limón en el suero lácteo. Ponga la mezcla en una bañera llena de agua a una temperatura de unos 34-36 grados. Báñese en ella de quince a veinte minutos disfrutando del aroma y del agradable efecto de las sustancias del limón en su piel.

Un baño de limón al despertar de cada mañana

Ingredientes: Un limón, agua, una cucharada sopera de miel, 5 gotas de aceite de limón y 2 gotas de aceite de romero y eucalipto.

Uso: De noche corte el limón a rodajas y póngalas en una cubeta que llenará con agua hasta cubrirlas. Déjelas así toda la noche. Por la mañana vierta las rodajas y mézclelas bien removidas con la miel y los aceites en la bañera. Báñese en ella durante quince minutos, se sentirá como nuevo y empezará el día lleno de vitalidad!

Un vivificante baño con limón para los pies cansados

Ingredientes: Un limón, 5 gotas de aceite de limón, 3 gotas de aceite de lavanda y I cucharada sopera de nata.

Uso: Antes del baño de pies, exprima el limón, mezcle con él los mencionados aditivos en una palangana con agua caliente. Báñese los pies durante quince minutos y una vez secos masajéelos con el zumo de limón.

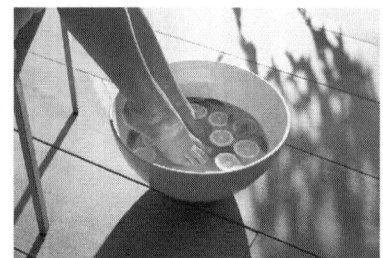

7. El limón en la cocina

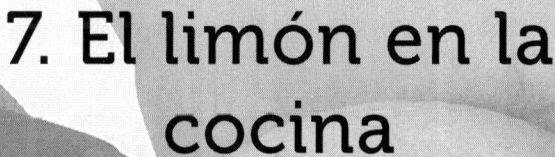

Los limones son ya imprescindibles en la cocina actual. Aquí se describen algunas recetas en las que se pueden aprovechar las maravillosas sustancias activas del limón junto con las de los demás ingredientes en lo que se refiere a lo saludable y, cómo no, a lo opíparo. ¡Su uso dará a sus platos un gusto diferente y a usted un mejor estado de salud!

Dulces y especias con olor a limón

Azúcar de limón

Ingredientes: La piel seca de 3 limones y 200 gramos de azúcar.

Preparación: Ralle la piel seca con un rallador, por ejemplo, de nuez moscada, hasta que quede un polvo fino y mezcle en él el azúcar. La piel del limón ha de estar bien seca, ya que no con el azúcar formará grumos.

El azúcar de limón, enriquecido con la poderosa pectina de su piel, es muy apropiado para endulzar las macedonias u otros platos de fruta, platos dulces, muesli o té.

> Usted puede moler granos de pimienta junto a la piel seca del limón. Esta mezcla se espolvorea sobre la comida ahorrándose así el fatigoso trabajo de rallar el limón.

Pimienta con limón

Ingredientes: Piel seca de 2 limones pequeños y 50 gramos de pimienta negra.

Preparación: Ralle la piel del limón con un rallador hasta que quede un fino polvo y mezcle entonces la pimienta. La piel del limón debe estar totalmente seca para evitar que esta pueda hacer grumos. La pimienta con limón es adecuada para condimentar cualquier plato que pueda ser especiado solo con pimienta negra: así el plato adquiere un finísimo toque o regusto a limón.

Aceite de limón

Ingredientes: 3 limones, ¾ 4 de litro de aceite de oliva y 8 dientes de ajo.

Preparación: Pele los limones vigilando que no haya restos de la piel blanca. Ponga la piel en una sartén con aceite de oliva hasta que nade en él. Caliéntela unos cinco minutos y luego apártela del fuego y deje que la mezcla se enfríe mientras usted puede hacer una picada de ajo. Vierta el aceite de oliva restante en un recipiente de cristal que se pueda cerrar, por ejemplo, un tarro, y el de la sartén, ya enfriado, en el tarro con la picada de ajo. Déjelo allí durante un par de semanas

Los limones son ya imprescindibles en la cocina actual. Aquí se describen algunas recetas en las que se pueden aprovechar las maravillosas sustancias activas del limón junto con las de los demás ingredientes en lo que se refiere a lo saludable y, cómo no, a lo opíparo. ¡Su uso dará a sus platos un gusto diferente y a usted un mejor estado de salud!

Dulces y especias con olor a limón

Azúcar de limón

Ingredientes: La piel seca de 3 limones y 200 gramos de azúcar.

Preparación: Ralle la piel seca con un rallador, por ejemplo, de nuez moscada, hasta que quede un polvo fino y mezcle en él el azúcar. La piel del limón ha de estar bien seca, ya que no con el azúcar formará grumos.

El azúcar de limón, enriquecido con la poderosa pectina de su piel, es muy apropiado para endulzar las macedonias u otros platos de fruta, platos dulces, muesli o té.

> Usted puede moler granos de pimienta junto a la piel seca del limón. Esta mezcla se espolvorea sobre la comida ahorrándose así el fatigoso trabajo de rallar el limón.

Pimienta con limón

Ingredientes: Piel seca de 2 limones pequeños y 50 gramos de pimienta negra.

Preparación: Ralle la piel del limón con un rallador hasta que quede un fino polvo y mezcle entonces la pimienta. La piel del limón debe estar totalmente seca para evitar que esta pueda hacer grumos. La pimienta con limón es adecuada para condimentar cualquier plato que pueda ser especiado solo con pimienta negra: así el plato adquiere un finísimo toque o regusto a limón.

Aceite de limón

Ingredientes: 3 limones, ¾ 4 de litro de aceite de oliva y 8 dientes de ajo.

Preparación: Pele los limones vigilando que no haya restos de la piel blanca. Ponga la piel en una sartén con aceite de oliva hasta que nade en él. Caliéntela unos cinco minutos y luego apártela del fuego y deje que la mezcla se enfríe mientras usted puede hacer una picada de ajo. Vierta el aceite de oliva restante en un recipiente de cristal que se pueda cerrar, por ejemplo, un tarro, y el de la sartén, ya enfriado, en el tarro con la picada de ajo. Déjelo allí durante un par de semanas antes de consumir. Una vez abierto el recipiente, debe conservarse en el frigorífico.

> ➡ El aceite de oliva forma fácilmente copos y se enturbia cuando se conserva en el frigorífico. Lo que no significa pérdida de calidad; tan pronto vuelva a alcanzar su temperatura normal, recuperará su propia claridad.

El aceite de limón es adecuado para dar un toque de gusto a limón enriqueciendo ensaladas, frituras y como base para marinadas. Si usted usa aceite de azafrán en vez de aceite de oliva y no utiliza el ajo, podrá usar el aceite de limón también para hacer pasteles o galletas.

Por qué el aceite de limón es tan saludable

Esta mezcla de aceites no es solo muy apreciada como condimento culinario, sino también por la salubridad que proporciona unir las poderosas sustancias internas de ambos aceites. Estas son: mantenerse capaz de hacer sus funciones naturales, dando al organismo los ácidos grasos esenciales que necesita para desempeñar el metabolismo. Estos ácidos deben provenir del exterior; el organismo no puede autoabastecerse con ellos. Son tanto los ácidos grasos múltiples no saturados como los sencillos, los que el organismo debe adquirir en la comida. El aceite de limón posee ambas formas combinadas con otras sustancias internas muy valiosas, y naturalmente el delicado gusto del limón.

Vinagre de limón

Ingredientes: 4 limones y ¾ de de litro de vinagre de manzana.

Preparación: Pele los limones con un pelador manual de tal manera que no quite la piel blanca. Exprímalos e introduzca el zumo con las pieles en un tarro de un vinagre de manzana hasta los 50-60 grados y viértalo sobre las pieles de limón y el zumo del tarro. Tápelo y agítelo bien.

Déjelo reposar durante dos semanas a temperatura ambiente, pero recuerde que debe continuar agitándolo bien por lo menos una vez cada dos días. Transcurridas las dos semanas, ya podrá usted pasarlo por un colador muy fino.

El vinagre de limón es adecuado para condimentar ensaladas frescas o servir como base para marinadas, por ejemplo, para marinar pescado.

> ➡ El vinagre de limón, vinagre al que se ha añadido zumo de limón, se puede comprar. Usted lo puede fabricar con la base del vinagre de manzana al que añadirá para su disfrute las particularidades de ambos frutos.

Al vinagre de limón se le añaden las vitaminas, las sustancias minerales y los oligoelementos del vinagre de manzana. Estos son, entre otros, vitaminas del grupo B, vitamina E, vitamina A y betacarotina, calcio, potasio, sodio, magnesio, fósforo, azufre, silicio, hierro y el flúor, tan importante para la salud dental.

Aliños, pinturas y marinadas

Aliño de limón para las macedonias de fruta

Ingredientes: 6 limones, 3 cucharadas soperas de aceite de cardo o de germen de trigo, 2 cucharaditas de té con azúcar y una pizca de sal.

Preparación: Exprima los limones y mezcle bien el zumo con todos los demás ingredientes. Este aliño es adecuado para cualquier macedonia.

> La crema de limón y huevo tiene muy buen gusto como relleno en las tartas de fruta veraniegas. Pinte con ella a grandes rasgos la base de una tarta antes de llenarla con bayas frescas u otras frutas.

Pintura con limón y huevos

Ingredientes: 5 limones, 150 gramos de mantequilla, 2 cucharadas soperas de miel clara, 200 gramos de azúcar, 4 huevos y 1 yema.

Preparación: Ralle la piel de los limones y exprímalos, mezcle el zumo con la piel. Caliente la mantequilla con el fuego al mínimo, lo justo para que esta se derrita. Mezcle la miel y el azúcar y remuévalos a conciencia hasta que ambos se diluyan. Bata los cuatro huevos hasta hacerlos una crema, añada la yema y mézclela con la mantequilla con una batidora. Vaya removiéndolo todo continuamente a fuego lento hasta conseguir una textura semejante a la de la mermelada. Una vez enfriada, a temperatura ambiente, se puede poner la crema en vasos que puedan cerrarse.

Esta pintura es muy adecuada para empastar sobre panecillos, barras de pan, tostadas, galletas o bizcochos.

Mantequilla picante de limón

Ingredientes: 150 gramos de mantequilla, 2 limones, ¼ de un manojo de perejil picado y una pizca de pimienta negra.

Preparación: Caliente la mantequilla sin llegar a derretirla y vierta en ella el zumo recién exprimido de los limones, el perejil y la pimienta. Córtela en forma 4 de cubitos y póngala en el refrigerador para que se endurezca.

La mantequilla picante de limón es muy adecuada como condimento en platos de pescado, carne y verdura, así como pintura para tostadas.

Marinada asiática de limón

Ingredientes: 2 limones, 2 dientes de ajo, 50 ml de salsa de soja, una pizca de polvo de jengibre, 200 ml de aceite de girasol o de germen de trigo, 1/8 de vino blanco seco y 1 cucharadita de té con azúcar moreno.

Preparación: Exprima los dos limones y añádale al zumo los dos dientes de ajo previamente picados. Después añada los demás ingredientes juntos y remuévalo todo hasta que se disuelva el azúcar moreno. Esta marinada de limón se usa para platos de todo tipo de carne; solo debe dejarla actuar una hora y media antes de su degustación.

Marinada de limón para carnes a la brasa

Ingredientes: 2 limones, 1/4 de litro de aceite de oliva, 1 cucharada sopera de vinagre de manzana, 1 cucharadita de té con azúcar moreno, 3 dientes de ajo, 1 cucharadita de té con mostaza al gusto (dulce o no) y 1 pellizco de sal.

Preparación: Exprima los limones y mezcle su zumo con el aceite de oliva. Añada a ello el vinagre de manzana y el azúcar. Coja los dientes de ajo, macháquelos y añádalos a la mezcla anterior. Pruebe y condimente el resultado con la sal y la mostaza.

> ➠ Pruebe usted alguna vez pescado a la parrilla previamente puesto en la marinada asiática de limón y acompáñelo con arroz de grano largo y capuchinas, por ejemplo, basmati o arroz aromático tailandés.

Ponga la carne de vacuno o ave en esta marinada antes de ponerla a las brasas; le dará un nuevo toque de sabor y además neutralizará las sustancias cancerígenas que pueden liberar las brasas.

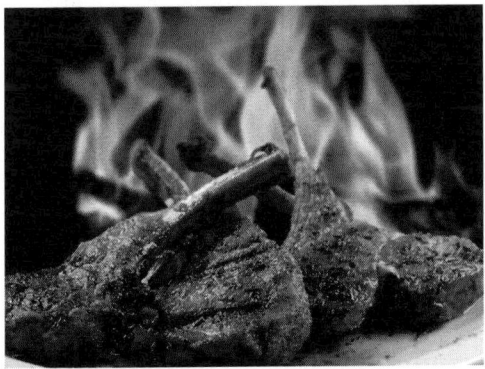

El limón y la carne a la brasa

Aunque la carne a la brasa sepa tan bien, no quiere decir que esta a veces no sea nociva: bajo la influencia del calor, la carne de vacuno y de ave, en apariencia tan inofensiva, produce aminas heterocíclicas consideradas como unas potentes productoras del cáncer. Científicos americanos concluyeron que la formación de estas sustancias se ve muy reducida cuando la carne ha estado previamente aderezada con limón. Bastan pocos segundos para que aquellas aparezcan solo en una décima parte en la carne de vacuno y en una centésima parte en la carne de ave cuando ambas no han estado aderezadas.

Primeros platos con limón

Sopa de caldo de gallina con limón (para cuatro personas)

Ingredientes: 2 limones, 1 litro de caldo de gallina, 80 gramos de arroz y 2 huevos.

Preparación: Pele la piel del primer limón y luego exprímalo. Pele el segundo y córtelo a rodajas lo más finas posible. Haga hervir el caldo de gallina, añádale el arroz y déjelo hervir hasta que esté cocido. Bata entre tanto los huevos en un recipiente grande y vierta el zumo de limón. Ahora ponga la mitad del caldo caliente con la batidora en esta mezcla y vuelva a verterlo en la olla con el caldo restante y el arroz. Añada la piel rallada del limón, caliéntelo de nuevo antes de llenar los platos y de servir poniendo las rodajas de limón de guarnición.

Pollo con limón (para cuatro personas)

Ingredientes: 2 cucharadas de mantequilla, 2 cucharadas de aceite de oliva, 6 dientes de ajo, 6 limones, 1 cucharilla de té con orégano, 1 taza de caldo de gallina, 1 cebolla, pimienta, sal y 250 gramos de pequeños champiñones.

Preparación: Seque y cuartee el pollo; caliente la mantequilla y el aceite de oliva en una sartén grande. Corte los dientes de ajo, échelos adentro y dórelos. Añada los cuartos de pollo y dórelos por ambas caras. Exprima los limones, mezcle su zumo con el orégano y riegue con ello el pollo. Cubra la sartén y déjela a fuego lento durante 15 minutos. Vierta caldo de gallina sobre el pollo, corte la cebolla en rodajas y añádala a la sartén. Salpimente y pruebe el resultado. Vuelva a cubrir la sartén y déjela ahora cinco minutos más. Añada los champiñones y cuando el pollo esté en su punto, sírvalo con arroz, croquetas o patatas.

Postres y todo tipo de dulces

Crepes de limón (para cuatro personas)

Ingredientes: 2 huevos, 3 limones, 180 gramos de harina, 80 mililitros de agua, 1 cucharada de aceite de girasol o de germen de trigo, 1 cucharadita de azúcar, 1 cucharadita (no llena) de piel de limón rallada, 1 pizca de sal y grasa o aceite para hornear.

Preparación: Bata los huevos en una fuente grande. Exprima los limones y vierta por este orden en los huevos batidos el zumo de limón, la harina, el agua, el aceite, el azúcar, la piel de limón y la sal; remuévalo hasta que quede una verdadera masa. Caliente algo de grasa o de aceite en la sartén y vierta allí la masa de las crepes. Necesita dos cucharadas de masa por cada crepe. Para el relleno escoja naranja ácida o mermelada de cereza ácida. También puede degustar el sabor del puro limón. Sírvala simplemente espolvoreada con azúcar en polvo, como postre o como dulce de entre dos platos.

> Las crepes tienen un gusto muy cítrico si se rellenan con mermelada de limón. Esta mermelada puede comprarla ya hecha o hacerla usted mismo como exponemos más adelante. Así puede darse un banquete sano ¡casi sin cansarse!

Galletas de limón

Ingredientes: 1 limón, 1 huevo, 150 mililitros de aceite de cardo, 50 gramos de azúcar y 350 gramos de harina.

Preparación: Ralle la piel del limón y exprímalo. Mezcle la piel rallada y el zumo con el huevo, el aceite de cardo y el azúcar en una fuente grande: añada la harina poco a poco, a pequeñas dosis para no hacer grumos. Extienda la masa sobre el papel de hornear y haga un rollo grueso como un puño, envuélvalo con el papel y póngalo en el frigorífico durante 4 horas. Pasado el tiempo, corte el rollo a rodajas de medio centímetro de grosor y póngalas sobre una bandeja de horno.

Hornee las galletas a unos 180 grados de temperatura hasta que queden de un color marrón, es decir, entre unos diez y quince minutos. Déjelas enfriar y sírvalas como un postre sencillo, con el café o simplemente para ir picando.

Platos de limón (para cuatro personas)

Ingredientes: 50 g de gelatina roja, 120 g de azúcar, ¼ de litro de agua, 3 cucharadas soperas de zumo de limón recién exprimido y 750 gramos de pulpa de limón cortada.

Preparación: Deje hervir en el agua la gelatina y el azúcar durante cinco minutos. Déjala enfriar y vierta en ella el zumo del limón. Cuartee la pulpa y póngala en bandejitas de cóctel y añada por encima la gelatina de limón.

Sorbete de limón

Ingredientes: ½ litro de agua, 180 g de azúcar, 1 cucharada de piel de limón rallada, ¼ de litro de zumo de limón recién exprimido y 2 claras de huevo.

Preparación: Ponga en una olla 1/2 litro de agua, el azúcar y la piel de limón rallada. Caliéntela a fuego lento durante quince minutos y después de enfriarla añada el agua restante y el zumo de limón. Destape esa mezcla y póngala en el frigorífico durante 45 minutos.

Bata la clara de huevo hasta que quede semiblanda y añádala a la mezcla anterior ya fresca. Mantenga el sorbete aún dos horas en la nevera y remuévalo cada media hora antes de servir. El sorbete de limón es especialmente festivo si se añade a la mitad del agua vino blanco seco. Llene un vaso con sorbete y el sorbete con cava.

Crema de limón (para cuatro personas)

Ingredientes: 5 limones, 6 hojas de gelatina blanca, 4 cucharadas de agua caliente, 100 gramos de azúcar, 2 yemas de huevo y 250 gramos de nata dulce.

Preparación: Ralle la piel de dos limones y exprímalos todos. Disuelva la gelatina en agua. Caliente un poco el zumo de limón en una cazuela y añada la piel del limón rallada y el azúcar; vaya removiendo hasta que todo se diluya. Vierta el zumo del limón en un plato, añada la yema de huevo y bátalo todo con la batidora o con un molinillo manual para hacerlo espumoso. Corte la gelatina en pequeños trozos y añádala en la mezcla de huevo y limón. Por último, bata la nata hasta que quede espesa y mézclela con todo. Antes de servir, ponga la crema en la nevera para que quede bien fría.

Mermelada de limón

Ingredientes para un gran tarro de mermelada: 4 limones, 300 ml de agua, 125 g de azúcar y 125 g de azúcar glacé.

Preparación: Lave o cepille los limones a conciencia con agua caliente. Corte el fruto en rodajas muy finas y saque las pepitas. Corte las rodajas a pequeños trozos y póngalas en una olla con el agua. Hágala hervir y deje que la mezcla se cueza hasta que la piel de los trozos de limón se ablande. Por fin, saque el agua del fuego y vierta en ella el azúcar de casa y el otro azúcar; vuelva a poner la olla a calentar, esta vez a fuego lento, de 10 a 15 minutos, hasta que borbotee y se espese. Llene un tarro de cristal limpio con la mermelada y tápelo permitiendo que ésta se enfríe durante una hora, póngala luego en la nevera. Consumiéndola cada día en el desayuno con pan, se procurará las sustancias nutritivas del limón y a la vez conseguirá la rica pectina de su piel.

Bebidas calientes y tés curativos

Té de citronela con limón

Ingredientes: 2 cucharadillas de té de citronela seca, 1/4 de litro de agua, 1 cucharada de zumo de limón recién exprimido y miel.
Preparación: Esparza la citronela en el agua caliente, deje reposar el té unos diez minutos, cuélelo y añada el zumo de limón. Añada miel a su gusto.

Este té está especialmente recomendado como remedio curativo contra problemas estomacales o del intestino, fiebre, falta de apetito e inquietud nerviosa. Si tiene estas molestias, beba lentamente y a sorbos tres tazas al día.

Nunca utilice una batería de cocina con partes de aluminio cuando cocine con limón, pues los ácidos cítricos disuelven el aluminio en pequeñas cantidades, lo que daría a sus platos un posible regusto metálico y un color diferente. Use en todo caso una batería de puro acero inoxidable o bañada en esmalte.

Té de melisa con limón

Ingredientes: ¼ de litro de agua, 1 cucharada colmada de hojas de melisa (adquirible en farmacias, tiendas de productos dietéticos y herbolarios o tiendas de té especializadas), 2 cucharadas de zumo de limón exprimido y miel.

Preparación: Hierva el agua y esparza en ella las hojas de melisa; deje reposar el té durante diez minutos antes de sacar las hojas y enfríelo a temperatura ambiente antes de verter en él el zumo de limón recién exprimido. Después lo puede endulzar añadiendo la miel a su gusto

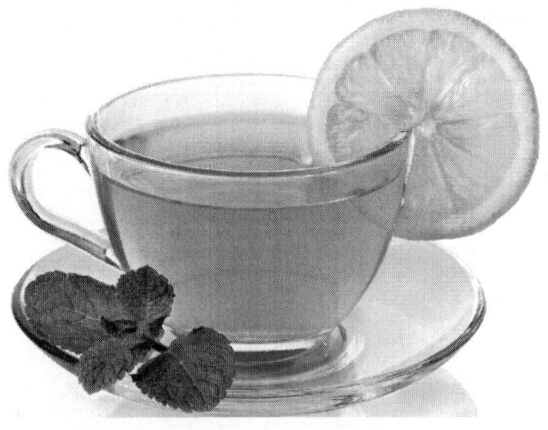

El té de limón y melisa como remedio casero

- Problemas de somnolencia: bébase antes de ir a la cama una o dos tazas de este té antes de ir a la cama.
- En enfermedades con mucha fiebre como la gripe o inflamaciones en los conductos respiratorios, es preciso tomar de cuatro a seis tazas de este té al día.
- Si tiene dolor de cabeza, beba una buena taza de este té con limón, y si no se le ha pasado puede tomar sin peligro una tacita cada hora hasta que el dolor remita.

Bebidas refrescantes

Té de limón con hielo (para cuatro personas)

Ingredientes: 3 cuchradas de té negro, 2 cucharadas de té a la menta, 1 litro de agua, 150 gramos de azúcar (o más, según crea usted), 6 limones y 4 bolas de helado de limón (para hacerlo en casa).

Preparación: Mezcle los dos tés y hiérvalos en agua. Déjelo reposar durante cuatro minutos antes de colarlo. Vierta el azúcar y remuévalo hasta que se haya disuelto. Exprima los limones y añada el zumo. El té debe permanecer por lo menos un par de horas en el congelador antes de servirlo como bebida refrescante y veraniega en un gran vaso y con una bola de helado de limón.

Para hacer una refrescante limonada se deben mezclar la piel rallada de un limón, el zumo de seis limones, un litro de agua y 50 gramos de azúcar. Después hay que remover a conciencia y enfriarla antes de servir con unas hojas de menta y unos cubitos de hielo.

Suero de mantequilla con limón

Ingredientes: 5 yemas de huevo, 50 gramos de azúcar, 2 limones y 250 gramos de suero de mantequilla.

Preparación: Ponga las yemas de huevo en una cubeta, y añádale el azúcar hasta que se disuelva por completo. Exprima los limones y añada su zumo y el suero de mantequilla a la mezcla anterior. Remuévalo a conciencia y póngalo en el congelador antes de servirlo en las calurosas tardes de verano. La leche refresca, es saludable y puede sustituir las bebidas de a media tarde.

Licores fuertes con limón

Bloody citrus (para cuatro personas)

Ingredientes: ½ litro de zumo de tomate, 1/4 de litro de zumo de limón recién exprimido, 1/8 de litro de vodka, 2 cucharadillas de té con salsa Worcestershire, otras 2 de tabasco, cubitos de hielo y pimienta negra molida.

Preparación: Mezcle todos los ingredientes excepto la pimienta y los cubitos de hielo. Llene los vasos con el cóctel y añada después el hielo y la pimienta al gusto.

Licor de limón y huevo

Ingredientes: 8 yemas de huevo, 400 gramos de azúcar, 12 limones, 1 rama de vainilla, medio litro de ron (54%) y aproximadamente 1/4 de litro de leche.

Preparación: Mezcle las yemas de huevo con el azúcar y bátalas en un gran recipiente hasta que queden espumosas. Exprima los doce limones y vierta el zumo en ellas. Parta la vainilla, rállela por el borde del recipiente y póngala en la mezcla. Añada el ron y después, para que el licor no quede demasiado líquido, vierta la leche.

La fuerza del limón en el cuidado de la casa

❏ La macedonia se oscurece muy pronto cuando se la deja al aire libre o en el frigorífico. Póngale unas gotas de zumo de limón y verá cómo mantiene su aspecto refrescante durante horas.

❏ El pescado suele romperse con facilidad en la sartén; si le pone unas gotas de limón o lo friega con él antes de ponerlo al fuego ya no se romperá. Pero cuidado: si dejamos el pescado mucho tiempo con limón, conseguirá romper su carne.

❏ La carne se conserva por más tiempo cuando la ponemos en la nevera aderezada con una mezcla de medio litro de aceite de cocina y el zumo de un limón recién exprimido.

❏ Si hace mermelada añadiendo el zumo de un limón, esta se espesa más rápidamente.

- La pastaflora quedará más mullida si en su preparación añade a los huevos una cucharada de zumo de limón.

- La nieve queda más compacta si cuando se bate la nata se añade una cucharadita de té con zumo de limón.

- Un olor desagradable de las manos después de hacer una comida, por ejemplo, con ajo o cebolla, desaparece cuando se las frota con zumo de limón.

- Un poderoso detergente para la casa es mezcla del zumo de un limón y diez gotas de aceite de limón en un litro de agua.

- La cal persistente de la caldera se deshace cuando se deja cubierta toda la noche con zumo de limón. Del mismo modo, la cal de la grifería y de los lavabos también desaparece cuando se atomiza a menudo con zumo de limón.

- Las manchas de tinta desaparecen cuando de inmediato se echan encima unas gotas de zumo de limón y luego se las expone a la radiante luz solar.

- Las manchas de vino tinto o de herrumbre se quitan fácilmente si antes de limpiarlas se tratan con zumo de limón.

- El agua de riego para las plantas se fortalece si se pone, en los agujeros de salida de la regadora, la piel cortada de un limón por cada litro y se deja ahí durante dos días.

- Las manchas de quemado que se producen al planchar demasiado caliente desaparecen si se ponen unas gotas de zumo de limón y luego se lavan. También desaparecen de la misma manera las manchas de grosella o de frambuesa.

Las sustancias internas más importantes del limón

Vitamina C

Ayuda a combatir los dolores de estómago e intestinales, enfermedades cardíacas y del sistema circulatorio, las cataratas, el proceso de envejecimiento; protege las células y su crecimiento; ayuda a curar heridas y a la producción de hormonas.

Flavonoides

Colaboran en la defensa contra los radicales libres, apoyan la vitamina C, estimulan la capacidad de fluidez de la sangre y la función de los capilares, frenan la metástasis del cáncer, desarrollan en parte una actividad antibacteriana e inhibidora de las inflamaciones, disminuyen la distribución de las histaminas y estimulan la producción de insulina.

Pectina

Es la causante de la sensación de saciedad, apoya la actividad pancreática, estimula la producción de jugos biliares, reduce la sedimentación en los vasos sanguíneos y prevé dolencias cardíacas o de la circulación de la sangre.

Ácidos cítricos

Apoyan la digestión, estimulan la producción de ácidos gástricos y la enzima llamado pepsina, mejoran la toma de albúmina y previenen de la rápida putrefacción a los alimentos durante algún tiempo.

Citral (ácido cítrico)

Actúa contra muchos tipos de bacterias (estafilococo, bacterias del tifus, pneumococos, bacterias del cólera), ayuda en la lucha contra diversos insectos y sirve como refinador aromático de muchos platos.

Junto a estas sustancias, los limones tienen muchas otras también muy importantes, como vitaminas, minerales y oligoelementos, por ejemplo, hierro, potasio, calcio, magnesio, sodio, fósforo, niacina y vitamina E.

Acerca de los limones

- ❏ Los frutos maduros son reconocibles por el color amarillo brillante de su piel que, presionada, cede. La presencia de manchas verdes en ella denota que el fruto todavía no está maduro. Para que maduren, es aconsejable poner los limones en el alféizar de la ventana de uno a dos días.

- ❏ Si el limón está moteado de un color pardo y su piel muestra desgarros o callosidades, es que el fruto está demasiado maduro y, por regla general, tendrá menos jugo y pulpa que otro maduro.

❏ Antes de exprimir el limón, es recomendable hacerlo rodar con fuerza de aquí para allá: así se logra que los saquitos se rompan antes de ponerlo en el exprimidor y aumente la cantidad de zumo. Este proceso también es factible en otros cítricos como la naranja o la lima.

❏ Normalmente, los limones pueden almacenarse sin problemas entre ocho y diez días. Cuanto más oscuro y frío sea el lugar de conservación, más durarán.

❏ El limón tendrá más gusto cuanto más claro sea el color de su piel. Tenga usted en cuenta el grado de intensidad, ya que la piel interior blanca le da al sabor cierto amargor.

❏ Los tratamientos químicos dados para una más larga conservación y contra posibles plagas, malogran la piel. Compre usted limones sin tratar o con la piel sin gastar.

❏ Procure que la piel de limón sea del tiempo para que así, al rallarla, pueda aprovecharla perfectamente en la cocina para guarnecer sus platos con virutas pequeñas pero gruesas.

❏ Una vez troceado, conserve el limón envuelto en papel de aluminio y en la nevera. No se debe tardar mucho tiempo en consumirlo.

Títulos de la colección Básicos de la salud

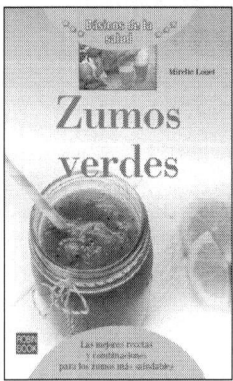

Zumos Verdes
Mirelle Louet

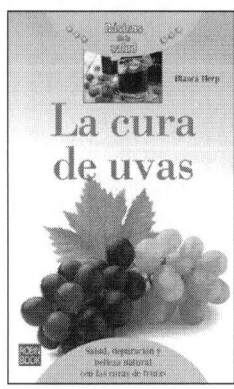

La cura de uvas
Blanca Herp

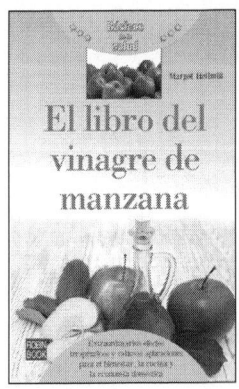

El libro del vinagre de manzana
Margot HellmiB

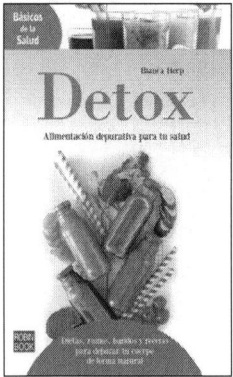

Detox
Blanca Herp

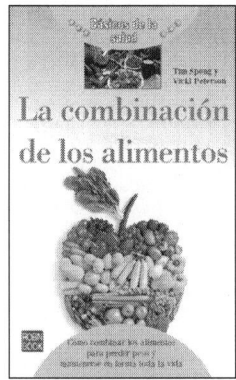

La combinación de los alimentos
Tim Spong y
Vicki Peterson

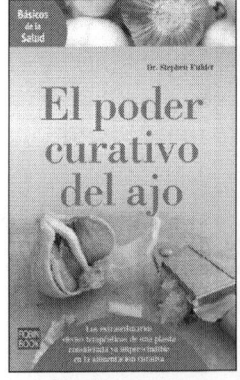

El poder curativo del ajo
Dr. Stephen Fulder